现代专科
护理技术与临床实践

主编　崔育慧　仲　玲　施　峰　闫　侠　王美连

U0391311

世界图书出版公司
西安　北京　广州　上海

图书在版编目（CIP）数据

现代专科护理技术与临床实践/崔育慧等主编.—西安：世界图书出版西安有限公司，2022.9
ISBN 978-7-5192-9922-4

Ⅰ.①现… Ⅱ.①崔… Ⅲ.①护理学 Ⅳ.①R47

中国版本图书馆CIP数据核字（2022）第173094号

书　　名	**现代专科护理技术与临床实践** XIANDAI ZHUANKE HULI JISHU YU LINCHUANG SHIJIAN
主　　编	崔育慧　仲　玲　施　峰　闫　侠　王美连
责任编辑	张　丹
装帧设计	济南睿诚文化发展有限公司
出版发行	**世界图书出版西安有限公司**
地　　址	西安市锦业路1号都市之门C座
邮　　编	710065
电　　话	029-87214941　029-87233647（市场营销部） 029-87234767（总编室）
经　　销	全国各地新华书店
印　　刷	山东麦德森文化传媒有限公司
开　　本	787mm×1092mm　1/16
印　　张	10.75
字　　数	185千字
版次印次	2022年9月第1版　2022年9月第1次印刷
国际书号	ISBN　978-7-5192-9922-4
定　　价	128.00元

编委会

◎ 主　编

崔育慧　仲　玲　施　峰　闫　侠
王美连

◎ 副主编

付玉晖　孟　燕　崔洪霞　阿依古丽•买买提
张　莲　强东梅

◎ 编　委（按姓氏笔画排序）

王美连（潍坊滨海经济技术开发区人民医院）
付玉晖（山东省泰山医院）
朱　霞（十堰市人民医院）
朱姣姣（十堰市人民医院）
仲　玲（枣庄市立医院）
闫　侠（鱼台县人民医院）
杨青英（十堰市人民医院）
张　莲（济南市章丘区人民医院）
阿依古丽・买买提（新疆医科大学附属肿瘤医院）
范永雪（十堰市人民医院）
孟　燕（宁阳县第二人民医院）
柯　琴（十堰市人民医院）
施　峰（泰安市第一人民医院）
徐成婷（湖北文理学院附属医院/襄阳市中心医院）
徐佩珊（十堰市人民医院）
崔育慧（青岛市中心医院）
崔洪霞（宁阳县第二人民医院）
强东梅（金乡宏大医院）
臧丽丽（解放军第九六〇医院）

前言

Foreword

医学是一门不断发展的学科，护理学也同样如此。时代发展的需要、医学模式转变的需要、护理事业发展的需要、人民群众健康的需要及自我价值实现的需要都要求护理人员要不断学习、不断历练，有较强的临床经验和强大的知识储备来解决工作中不断遇到的问题。为此，我们编写了《现代专科护理技术与临床实践》一书，以期其作为广大临床护理人员的良师益友、护理专业师生不可缺少的参考书。

本书以临床常见病具体的病种为单元，结合了长期护理实践行之有效的经验。首先介绍了专科护理技术；然后论述了内科、外科的常见疾病护理，从疾病的病因、发病机制、临床表现、辅助检查、治疗原则、护理评估、护理诊断、护理措施等方面进行了详细阐述。本书体系完整、结构严谨、内容充实、重点突出，展示了临床最新、最实用的护理知识和技术，重视社会学、人文学知识与护理学知识的结合，可供广大临床护理工作者、护理教育工作者、在校学生及其他医务工作者阅读并参考。

虽然编者撰写时参考和引用了近年来国际上诸多询证医学的结果，但由于时间仓促，缺乏经验，加之编辑水平有限，若出现疏忽、遗漏和不妥之处，我们真诚希望护理学界老前辈和同道及所有热心的读者们不吝批评指正，以便本书逐渐趋于完善。

《现代专科护理技术与临床实践》编委会

2022 年 3 月

目录
Contents

第一章 专科护理技术

第一节 氧 疗 法

一、目的

提高动脉血氧分压和动脉血氧饱和度，增加动脉血氧含量，纠正各种因素导致的缺氧状态，促进组织的新陈代谢，维持机体正常生命活动。

根据呼吸衰竭的类型及缺氧的严重程度，选择给氧方法和吸入氧分数。Ⅰ型呼吸衰竭：PaO_2 在6.7～8.0 kPa，$PaCO_2$＜6.7 kPa，应给予中流量（2～4 L/min）吸氧，吸入氧浓度＞35％。Ⅱ型呼吸衰竭：PaO_2 在 5.3～6.7 kPa，$PaCO_2$ 正常，间断给予高流量（4～6 L/min）高浓度（＞50％），若PaO_2＞9.3 kPa，应逐渐降低吸氧浓度，防止长期吸入高浓度氧引起中毒。

供氧装置分氧气筒和管道氧气装置两种。

给氧方法分鼻导管给氧、氧气面罩给氧及高压给氧。

氧气面罩给氧适于长期使用氧气，患者严重缺氧、神志不清，病情较重者，氧气面罩吸入氧分数最高可达 90％，但由于气流及无法及时喝水，常会造成口腔干燥、沟通及谈话受限。而鼻导管给氧则没有这些问题。鼻导管给氧方法又分单侧鼻导管给氧法和双侧鼻导管给氧法。

吸氧方式的选择：严重缺氧但无二氧化碳潴留者，宜采用面罩吸氧（吸入氧分数最高可达 90％）；缺氧伴有二氧化碳潴留者可用双侧鼻导管吸氧方法。

二、准备

(一)用物准备

1.治疗盘外

氧气装置一套包括氧气筒(管道氧气装置无)、氧气流量表装置、扳手、用氧记录单、笔、安全别针。

2.治疗盘内

橡胶管、湿化瓶、无菌容器内盛一次性双侧鼻导管或一次性吸氧面罩、消毒玻璃接管、无菌持物镊、无菌纱布缸、治疗碗内盛蒸馏水、弯盘、棉签、胶布、松节油。

3.氧气筒

氧气筒顶部有一总开关,控制氧气的进出。氧气筒颈部的侧面,有一气门与氧气表相连,是氧气自氧气瓶中输出的途径。

4.氧气流量表装置

由压力表、减压阀、安全阀、流量表和湿化瓶组成。压力表测量氧气筒内的压力。减压阀是一种自动弹簧装置,将氧气筒流出的氧压力减至 $2\sim3\ kg/cm^2$($0.2\sim0.3$ MPa),使流量平稳安全。当氧流量过大、压力过高时,安全阀内部活塞自行上推,过多的氧气由四周小孔流出,确保安全。流量表是测量每分钟氧气的流量,流量表内有浮标上端平面所指的刻度,可知氧气每分钟的流出量。湿化瓶内盛 1/3～1/2 蒸馏水或 20%～30%乙醇(急性肺水肿患者吸氧时用,可降低肺泡内泡沫的表面张力,使泡沫破裂,扩大气体和肺泡壁接触面积使气体易于弥散,改善气体交换功能),通气管浸入水中,湿化瓶出口与鼻导管或面罩相连,湿化氧气。

5.装表

把氧气放在氧气架上,打开总开关放出少量氧气,快速关上总开关,此为吹尘(为防止氧气瓶上灰尘吹入氧气表内)。然后将氧气表向后稍微倾斜置于气阀上,用手初步旋紧固定然后再用扳手旋紧螺帽,使氧气表立于氧气筒旁,按湿化瓶,打开氧气检查氧气装置是否漏气,氧气输出是否通畅后,关闭流量表开关,推至病床旁备用。

(二)患者、护理人员及环境准备

患者了解吸氧目的、方法、注意事项及配合要点。取舒适体位,调整情绪。护理人员应衣帽整齐,修剪指甲,洗手,戴口罩。环境安静、整洁、光线、温湿度适宜，远离火源。

三、操作步骤

(1)携用物至病床旁，再次核对患者。

(2)用湿棉签清洁患者双侧鼻腔，清除鼻腔分泌物。

(3)连接鼻导管及湿化瓶的出口。调节氧流量，轻度缺氧 1～2 L/min，中度缺氧 2～4 L/min，重度缺氧 4～6 L/min，氧气筒内的氧气流量＝氧气筒容积(L)×压力表指示的压力(kg/cm)。

(4)鼻导管插入患者双侧鼻腔约 1 cm，鼻导管环绕患者耳部向下放置，动作要轻柔，避免损伤黏膜、根据情况调整长度。

(5)停止用氧时，首先取下鼻导管(避免误操作引起肺组织损伤)，安置患者于舒适体位。

(6)关流量表开关，关氧气筒总阀，再开流量表开关，放出余气，再关流量表开关，最后砌表(中心供氧装置，取下鼻导管后，直接关闭流量表开关)。

(7)处理用物，预防交叉感染。

(8)记录停止用氧时间及效果。

四、注意事项

(1)用氧时认真做好四防：防火、防震、防热、防油。

(2)禁用带油的手进行操作，氧气和螺旋口禁止上油。

(3)氧气筒内氧气不能用完，压力表指针应＞5 kg/cm^2(0.5 MPa)。

(4)防止灰尘进入氧气瓶，避免充氧时引起爆炸。

(5)长期、高浓度吸氧者观察患者有无胸骨后烧热感、干咳、恶心呕吐、烦躁及进行性呼吸困难加重等氧中毒现象。

(6)长期吸氧，吸氧浓度应＜40%。氧气浓度与氧流量的关系：吸氧浓度(%)＝21＋4×氧气流量(L/min)。

第二节 雾化吸入

一、操作目的

(1)用于止咳平喘，帮助患者解除支气管痉挛。

(2)改善肺通气功能。

(3)湿化气道。

(4)预防和控制呼吸道感染。

二、操作流程

(一)评估

(1)患者的心理状态,合作程度。

(2)对氧气雾化吸入法的认识。

(3)环境整齐、安静,用氧安全的认识。

(二)准备

(1)按需备齐用物,根据医嘱备药。

(2)环境:四防(火、油、热、震)。

(3)查对、解释。

(三)雾化实施

(1)取坐位、半坐卧位。

(2)将氧气雾化吸入器与氧气连接,调节氧气流量(8~10 L/min),检查出雾情况。

(3)协助患者将喷气管含入口中并嘱其紧闭双唇作深慢呼吸。

(四)处理

(1)吸毕,取下雾化器,关闭氧气开关,擦净面部,询问感觉,采取舒适卧位。

(2)观察记录:雾化吸入的情况。

(3)用物:妥善清理,归原位。

三、操作关键环节提示

(1)每次雾化吸入时间不应超过 20 分钟,如用液体过多应计入液体总入量内。若盲目用量过大有引起肺水肿或水中毒的可能。

(2)有增加呼吸道阻力的可能。当雾化吸入完几小时后,呼吸困难反而加重,除警惕肺水肿外,还可能是由于气道分泌物液化膨胀阻塞加重的原因。

(3)预防呼吸道再感染。由于雾滴可带细菌入肺泡,故有可能继发革兰氏阴性杆菌感染,不但要加强口、鼻、咽的卫生护理,还要注意雾化器、室内空气和各种医疗器械的消毒。

(4)长期雾化吸入治疗的患者,所用雾化量必须适中。如果湿化过度,可致痰液增多,对危重患者神志不清或咳嗽反射减弱时,常可因痰不能及时咳出而使病情恶化甚至死亡。如果湿化不够,则很难达到治疗目的。

(5)注意防止药物吸收后引起的不良反应。

(6)过多长期使用生理盐水雾化吸入,会因过多的钠吸收而诱发或加重心力衰竭。

(7)雾化器应垂直拿,用面罩罩住口鼻或用口含嘴,在吸入的同时应深吸气,使药液充分到达支气管和肺内。

(8)氧流量调至 4~5 L/min,请不要擅自调节氧流量,禁止在有氧环境附近吸烟或燃明火。

(9)雾化前半小时尽量不进食,避免雾化吸入过程中气雾刺激,引起呕吐。

(10)每次雾化完后要及时洗脸或用湿毛巾抹干净口鼻部留下的雾珠,防止残留雾滴刺激口鼻皮肤,以免引起皮肤过敏或受损。

(11)每次雾化完后要协助患者饮水或漱口,防止口腔黏膜二重感染。

第三节 胃肠道减压

胃肠道减压是利用负压吸引的原理,将胃管自口腔或鼻腔插入,通过胃管将积聚于胃肠道内的气体及液体吸出,对胃肠梗阻患者可减低胃肠道内的压力和膨胀程度,对胃肠道穿孔患者可防止胃肠内容物经破口继续漏入腹腔,并有利于胃肠吻合术后吻合口的愈合。因此适用范围很广,常用于急性胃扩张、肠梗阻、胃肠穿孔修补或部分切除术及胆道或胰腺手术后。

一、适应证

(1)适用于单纯性及麻痹性肠梗阻,解除肠内压力。

(2)腹部较大手术前做胃肠减压,减少并发症。

(3)胃、食管、肠道手术后的患者。

(4)胃部疾病需要排出胃内容物。

(5)胃、十二指肠穿孔。

二、禁忌证

(1)活动性上消化道出血。

(2)食管阻塞或静脉曲张。

(3)极度衰弱。

(4)食管或胃腐蚀性损伤。

三、操作前准备

(1)明确操作目的。

(2)物品准备治疗卡、治疗盘、治疗碗内盛生理盐水或凉开水、治疗巾、一次性12/14号胃管、20 mL注射器、液状石蜡、纱布、棉签、胶布、镊子、止血钳、弯盘、压舌板、听诊器、胃肠减压器。

(3)患者准备操作前告知患者胃肠减压的目的,正确认识胃肠减压技术的重要性及必要性,消除患者思想上的恐惧心理,主动配合操作。

四、操作过程

(1)体位能配合者取半坐位或坐位,无法坐起者取右侧卧位,昏迷患者取去枕平卧位,头向后仰,将治疗巾围于患者颌下,放置弯盘,接唾液或者患者的呕吐物。

(2)测量胃管插入长度并标记,液状石蜡润滑胃管前端,持镊子夹住胃管前端从一侧鼻孔轻轻插入。

(3)插入胃管达咽喉部时(10～15 cm),清醒患者嘱其做吞咽动作,对于昏迷患者,护士左手将其头托起,使下颌靠近胸骨柄,缓缓将胃管插至预定长度。

(4)确认胃管是否在胃内:在胃管末端连接注射器抽吸,抽出胃液,说明胃管留置成功。

(5)胃管连接胃肠减压吸引器的吸引管,持续吸引。

五、操作后护理

(1)胃肠减压期间应禁食、禁饮,一般应停服药物。如需胃内注药,则注药后应夹管并暂停减压0.5～1小时。适当补液,加强营养,维持水、电解质的平衡。

(2)妥善固定胃管固定要牢固,防止移位或脱出,尤其是外科手术后胃肠减压,胃管一般置于胃肠吻合的远端,一旦胃管脱出,应及时报告医师,切勿再次下管。因下管时可能损伤吻合口而引起吻合口瘘。

(3)保持胃管通畅维持有效负压,每隔2～4小时用生理盐水10～20 mL冲洗胃管1次,以保持管腔通畅。

(4)观察引流液颜色、性质和量,并记录24小时引流液总量。观察胃液颜色，有助于判断胃内有无出血情况，一般胃肠手术后24小时内，胃液多呈暗红色，2～3天后逐渐减少。若有鲜红色液体吸出，说明术后有出血，应停止胃肠减压，并通知医师。引流装置每天应更换1次。

(5)加强口腔护理预防口腔和呼吸道感染，必要时给予雾化吸入，以保持口腔和呼吸道的湿润及通畅。

(6)观察胃肠减压后的肠功能恢复情况，并鼓励患者于术后12小时在床上翻身，有利于胃肠功能恢复。

(7)拔管通常在术后48～72小时，肠鸣音恢复，肛门排气后可拔除胃管。拔胃管时，先将吸引装置与胃管分离，捏紧胃管末端，嘱患者吸气并屏气，迅速拔出，以减少刺激，防止患者误吸。擦净鼻孔及面部胶布痕迹，妥善处理胃肠减压装置。

(8)长期胃肠减压者，普通胃管每周更换1次，硅胶胃管每月更换1次，从另一侧鼻孔插入。

第四节 导尿术

一、目的

(1)为尿潴留患者解除痛苦；使尿失禁患者保持会阴清洁干燥。

(2)收集无菌尿标本，作细菌培养。

(3)避免盆腔手术时误伤膀胱，为危重、休克患者正确记录尿量，测尿比重提供依据。

(4)检查膀胱功能，测膀胱容量、压力及残余尿量。

(5)鉴别尿闭和尿潴留，以明确肾功能不全或排尿功能障碍。

(6)诊断及治疗膀胱和尿道的疾病在医学教育网搜集整理，如进行膀胱造影或对膀胱肿瘤患者进行化疗等。

二、准备

(一)物品准备

1.治疗盘内

橡皮圈1个，别针1枚，备皮用物1套，一次性无菌导尿包一套(治疗碗两个、弯盘、双腔气囊导尿管根据年龄选不同型号尿管，弯血管钳一把、镊子一把、小药杯内置棉球若干个，液状石蜡棉球瓶一个，洞巾一块)。弯盘一个，一次性手套一双，治疗碗一个(内盛棉球若干个)，弯血管钳一把、镊子两把、无菌手套一双，常用消毒溶液：0.1%苯扎溴铵(新洁尔灭)、0.1%氯己定等，无菌持物钳及容器一套，男患者导尿另备无菌纱布 2 块。

2.治疗盘外

小橡胶单和治疗巾一套(或一次性治疗巾)，便盆及便盆巾。

(二)患者、护理人员及环境准备

患者了解导尿目的、方法、注意事项及配合要点。取仰卧屈膝位，调整情绪，指导或协助患者清洗外阴，备便盆。护理人员应衣帽整齐，修剪指甲，洗手，戴口罩。环境安静、整洁、光线、温湿度适宜，关闭门窗，备屏风或隔帘。

三、评估

(1)评估患者病情、治疗情况、意识、心理状态及合作度。

(2)患者排尿功能异常的程度，膀胱充盈度及会阴部皮肤、黏膜的完整性。

(3)向患者解释导尿的目的、方法、注意事项及配合要点。

四、操作步骤

将用物推至患者处，核对患者床号、姓名，向患者解释导尿的目的、方法、注意事项及配合要点。消除患者紧张和窘迫的心理，以取得合作。用屏风或隔帘遮挡患者，保护患者的隐私，使患者精神放松。帮助患者清洗外阴部，减少逆行尿路感染的机会。检查导尿包的日期，是否严密干燥，确保物品无菌性，防止尿路感染。根据男女性尿道解剖特点执行不同的导尿术。

(一)男性患者导尿术操作步骤

(1)操作者位于患者右侧，帮助患者取仰卧屈膝位，脱去对侧裤腿，盖在近侧腿上，对侧下肢和上身用盖被盖好，两腿略外展，暴露外阴部。

(2)将一次性橡胶单和治疗巾垫于患者臀下，弯盘放于患者臀部，治疗碗内盛棉球若干个。

(3)左手戴手套，用纱布裹住阴茎前 1/3，将阴茎提起，另一手持镊子夹消毒棉球按顺序消毒，阴茎后 2/3 部-阴阜-阴囊暴露面。

(4)用无菌纱布包裹消毒过的阴茎后 2/3 部-阴阜-阴囊暴露面，消毒阴茎前 1/3，并将包皮向后推，换另一把镊子夹消毒棉球消毒尿道口，向外螺旋式擦拭龟

头-冠状沟-尿道口数次，包皮和冠状沟易藏污，应彻底消毒，预防感染。污棉球置于弯盘内移至床尾。

(5)在患者两腿间打开无菌导尿包，用持物钳夹浸消毒液的棉球于药杯内。

(6)戴无菌手套，铺洞巾，使洞巾与包布内面形成无菌区域。嘱患者勿移动肢体保持体位，以免污染无菌区。

(7)按操作顺序排列好用物，用镊子取液状石蜡棉球，润滑导尿管前端。

(8)左手用纱布裹住阴茎并提起，使之与腹壁呈60°，使耻骨前弯消失，便于插管。将包皮向后推，右手用镊子夹取浸消毒液的棉球，按顺序消毒尿道口、螺旋消毒龟头、冠状沟、尿道口数遍，每个棉球只可用一次，禁止重复使用，确保消毒部位不受污染，污棉球置于弯盘内，右手将弯盘移至靠近床尾无菌区域边沿，便于操作。

(9)左手固定阴茎，右手将治疗碗置于洞巾口旁，男性尿道长而且又有3个狭窄处，当插管受阻时，应稍停片刻嘱患者深呼吸，减轻尿道括约肌紧张，再徐徐插入导尿管，切忌用力过猛而损伤尿道。

(10)用另一只血管钳夹持导尿管前端，对准尿道口轻轻插入20～22 cm，见尿液流出后，再插入约2 cm，将尿液引流入治疗碗(第一次放尿不超过1 000 mL，防止大量放尿，腹腔内压力急剧下降，血液大量滞留腹腔血管内，血压下降虚脱及膀胱内压突然降低，导致膀胱黏膜急剧充血，发生血尿)。

(11)治疗碗内尿液盛2/3满后，可用血管钳夹住导尿管末端，将尿液导入便器内，再打开导尿管继续放尿。注意询问患者的感觉，观察患者的反应。

(12)导尿毕，夹住导尿管末端，轻轻拔出导尿管，避免损伤尿道黏膜。撤下洞巾，擦净外阴，脱去手套置弯盘内，撤出臀部一次性橡胶单和治疗巾置治疗车下层。协助患者穿好裤子，整理床单。

(13)整理用物。

(14)洗手，记录。

(二)女性患者导尿术操作步骤

(1)操作者位于患者右侧，帮助患者取仰卧屈膝位，脱去对侧裤腿，盖在近侧腿上，对侧下肢和上身用盖被盖好，两腿略外展，暴露外阴部。

(2)将一次性橡胶单和治疗巾垫于患者臀下，弯盘放于患者臀部，治疗碗内盛棉球若干个。

(3)左手戴手套，右手持血管钳夹取消毒棉球做外阴初步消毒，按由外向内，自上而下，依次消毒阴阜、两侧大阴唇。

(4)左手分开大阴唇，换另一把镊子按顺序消毒大小阴唇之间-小阴唇-尿道口-自尿道口至肛门，减少逆行感染的机会。污棉球置于弯盘内，消毒完毕，脱下手套置于治疗碗内，污物放置治疗车下层。

(5)在患者两腿间打开无菌导尿包，用持物钳夹浸消毒液的棉球于药杯内。

(6)戴无菌手套，铺洞巾，使洞巾与包布内面形成无菌区域。嘱患者勿移动肢体保持体位，以免污染无菌区。

(7)按操作顺序排列好用物，用镊子取液状石蜡棉球，润滑导尿管前端。

(8)左手拇指、食指分开并固定小阴唇，右手持弯持物钳夹取消毒棉球，按由内向外，自上而下顺序消毒尿道口、两侧小阴唇、尿道口，尿道口处要重复消毒一次，污棉球及弯血管钳置于弯盘内，右手将弯盘移至靠近床尾无菌区域边沿，便于操作。

(9)右手将无菌治疗碗移至洞巾旁，嘱患者张口呼吸，用另一只弯血管钳夹持导尿管对准导尿口轻轻插入尿道 4～6 cm，见尿液后再插入 1～2 cm。

(10)左手松开小阴唇，下移固定导尿管，将尿液引入治疗碗。注意询问患者的感觉，观察患者的反应。

(11)导尿毕，夹住导管末端，轻轻拔出导尿管，避免损伤尿道黏膜。撤下洞巾，擦净外阴，脱去手套置弯盘内，撤出臀部一次性橡胶单和治疗巾置治疗车下层。协助患者穿好裤子，整理床单。

(12)整理用物。

(13)洗手，记录。

五、注意事项

(1)向患者及其家属解释留置导尿管的目的和护理方法，使其认识到预防泌尿道感染的重要性，并主动参与护理。

(2)保持引流通畅，避免导尿管扭曲堵塞，造成引流不畅。

(3)防止泌尿系统逆行感染。

(4)患者每天摄入足够的液体，每天尿量维持在 2 000 mL 以上，达到自然冲洗尿路的目的，以减少尿路感染和结石的发生。

(5)保持尿道口清洁，女患者用消毒棉球擦拭外阴及尿道口，如分泌物过多，可用 0.02%高锰酸钾溶液冲洗，再用消毒棉球擦拭外阴及尿道口。男患者用消毒棉球擦拭尿道口、阴茎头及包皮，1～2 次/天。

(6)每周定时更换集尿袋 1 次，定时排空集尿袋，并记录尿量。

(7)每月定时更换导尿管1次。

(8)采用间歇性夹管方式,训练膀胱反射功能。关闭导尿管,每4小时开放1次,使膀胱定时充盈和排空,促进膀胱功能的回复。

(9)离床活动时,应用胶布将导尿管远端固定在大腿上,集尿袋不得超过膀胱高度,防止尿液逆流。

(10)协助患者更换体位,倾听患者主诉,并观察尿液性状、颜色和量,尿常规每周检查一次,若发现尿液浑浊、沉淀、有结晶,应做膀胱冲洗。

第五节　膀胱冲洗术

一、目的

(1)对留置导尿管的患者,保持其尿液引流通畅。

(2)清除膀胱内的血凝块、黏液、细菌等异物,预防感染的发生。

(3)治疗某些膀胱疾病,如膀胱炎、膀胱肿瘤。

二、准备

(一)用物准备

治疗盘(消毒物品)1套、无菌膀胱冲洗装置1套、冲洗液按医嘱备、弯血管钳1把、输液调节器1个、必要时备启瓶器、输液架各1个。

(二)患者、护理人员及环境准备

患者了解膀胱冲洗目的、方法、注意事项及配合要点。护理人员应衣帽整齐,修剪指甲,洗手,戴口罩。环境安静、整洁、光线、温湿度适宜,关闭门窗。

三、操作步骤

(1)准备物品和冲洗溶液,仔细检查冲洗液有无浑浊、沉淀或絮状物;备齐用物,携至患者床边。

(2)核对患者床号、姓名,向患者解释操作目的和过程。

(3)按医嘱取冲洗液,冬季冲洗液应加温至38～40 ℃,以防低温刺激膀胱,常规消毒瓶塞,打开膀胱冲洗装置,将冲洗导管针头插入瓶塞,严格执行无菌操

作技术，将冲洗液瓶倒挂于输液架上，瓶内液面距床面 60 cm，以便产生一定的压力使液体能够顺利滴入膀胱，排气后用弯血管钳夹导管。

(4)打开引流管夹子，排空膀胱，降低膀胱内压，便于冲洗液顺利滴入膀胱。

(5)夹毕引流管，开放冲洗管，使溶液滴入膀胱，调节滴速，滴速一般为 60～80 滴/分钟，以免患者尿意强烈，膀胱收缩，迫使冲洗液从导尿管侧溢出尿道外。

(6)待患者有尿意或滴入溶液 200～300 mL 后，夹毕冲洗管，放开引流管，将冲洗液全部引流出来后，再夹毕引流管。

(7)按需要量，如此反复冲洗，一般每天冲洗 2 次，每次 500～1 000 mL，冲洗过程中，经常询问患者感受，观察患者反应及引流液性状。

(8)冲洗完毕，取下冲洗管，清洁外阴部，固定好导尿管。

(9)协助患者取舒适卧位，整理床单，清理物品。

(10)洗手记录冲洗液名称、冲洗量、引流量、引流液性质，冲洗过程中患者的反应。

四、注意事项

(1)严格遵医嘱并根据病情准备冲洗液。

(2)根据膀胱冲洗“微温、低压、少量、多次”的原则进行冲洗。

(3)保持冲洗管及引流管的无菌，冲洗过程中注意无菌原则。

(4)冲洗过程若患者出现不适或有出血情况，应立即停止冲洗，并与医师联系。

(5)如滴入治疗用药，须在膀胱内保留 30 分钟后再引流出体外，有利于药液与膀胱内液充分接触，并保持有效浓度。

(6)冲洗时不宜按压膀胱。

第六节　灌　肠　术

一、目的

(1)刺激肠蠕动，软化和清除粪便，排出肠内积气，减轻腹胀。

(2)清洁肠道，为手术、检查和分娩做准备。

(3)稀释和清除肠道内有害物质，减轻中毒。

(4)为高热患者降温。

根据灌肠的目的不同分为保留灌肠和不保留灌肠。不保留灌肠按灌入液体量不同,分大量不保留灌肠和小量不保留灌肠(小量不保留灌肠适用于危重患者、老年体弱、小儿、孕妇等)。

二、准备

(一)物品准备

治疗盘内备:通便剂,按医嘱备一次性手套一双、剪刀(用开塞露时)1 把,弯盘一个,卫生纸、纱布 1 块。

治疗盘外备:温开水(用肥皂栓时)适量,屏风、便盆、便盆布 1 个。

(二)患者、护理人员及环境准备

患者了解通便目的、方法、注意事项及配合要点。取侧卧屈膝位,调整情绪,指导或协助患者清洗肛周,备便盆。护理人员应衣帽整齐,修剪指甲,洗手,戴口罩。环境安静、整洁、光线、温湿度适宜,关闭门窗,备屏风或隔帘,保护患者隐私,消除紧张、恐惧心理,取得合作。

三、评估

(1)评估患者病情、治疗情况、意识、心理状态及合作度。

(2)评估患者的腹胀情况、肛周皮肤、黏膜的完整性。

四、操作步骤

(1)关闭门窗,用屏风遮挡患者,保护患者隐私。

(2)条件许可患者可帮助其取左侧卧位,双腿屈曲,背向操作者,暴露肛门,便于操作。

(3)患者臀部移至床沿,臀下铺一次性尿垫,保持床单清洁,便器放置在床旁。

(4)将弯盘置于臀部旁,用血管钳关闭灌肠筒胶管倒灌肠液于筒内,悬挂灌肠筒于输液架上,灌肠筒内液面与肛门距离不超过 30 cm。

(5)将玻璃接头一头连接肛管,另一头连接灌肠筒胶管。

(6)戴一次性手套,一手分开肛门,暴露肛门口,嘱患者张口呼吸,使患者放松便于插管,另一手将肛管轻轻旋转插入肛门,沿着直肠壁进入直肠 7~10 cm。

(7)固定肛管,打开血管钳,缓缓注入灌肠液,速度不可过快过猛,以防刺激肠黏膜,出现排便。

(8)用血管钳关闭灌肠筒胶管,一手持卫生纸紧贴肛周下沿,防止灌肠液流出,另一手将肛管轻轻拔出,置弯盘内。

(9)擦净肛周,协助患者取舒适卧位,灌肠液在体内保留10～20分钟后再排便。充分软化粪便,提高灌肠效果。

(10)清理用物。

(11)协助患者排便,整理床单。

(12)洗手、记录。

五、注意事项

(1)灌肠液温度控制在38 ℃,温度过高损伤肠黏膜,温度过低可引起肠痉挛。

(2)灌肠如遇患者有便意、腹胀时,嘱患者做深呼吸,让灌肠液在体内尽量保留10～20分钟后再排便。

(3)消化道出血、急腹症、妊娠、严重心血管疾病患者禁忌灌肠。

六、相关护理方法

(一)人工取便术

(1)条件许可患者可帮助其取左侧卧位,双腿屈曲,背向操作者,暴露肛门,便于操作。

(2)患者臀下铺一次性尿垫保持床单清洁,便器放置在床旁。

(3)戴一次性手套,在右手示指端倒1～2 mL的2%利多卡因,插入肛门停留5分钟,利多卡因对肛管和直肠起麻醉作用,能减少刺激,减轻疼痛。

(4)嘱患者张口呼吸,轻轻旋转插入肛门,沿着直肠壁进入直肠。

(5)手指轻轻摩擦,松弛粪块,取出粪块,放入便器,重复数次,直至取净,动作轻柔,避免损伤肠黏膜或引起肛周水肿。

(6)取便过程中注意观察患者的生命体征和反应,如发现面色苍白、出汗、疲惫等表现,应暂停,休息片刻,若患者心率明显改变,应立即停止操作。

(7)操作结束,清洗肛门和臀部并擦干,病情许可时可行热水坐浴,促进局部血液循环,减轻疼痛,防止病原微生物传播。

(8)整理消毒用物,洗手并进行记录。

(9)注意事项:有肛门黏膜溃疡、肛裂及肛门剧烈疼痛者禁用此法。

(二)便秘的护理

(1)正确引导,安排合理膳食结构。

（2）协助患者适当增加运动量。

（3）养成良好的排便习惯。

（4）腹部进行环形按摩，通过按摩腹部，刺激肠蠕动，促进排便。方法：用右手或双手叠压稍微按压腹部，自右下腹盲肠部开始，依结肠蠕动方向，经升结肠、横结肠、降结肠、乙状结肠做环形按摩，或在乙状结肠部，由近心端向远心端进行环形按摩，每次 5～10 分钟，每天 2 次。可由护士操作或指导患者自己进行。

（5）遵医嘱给予口服缓泻药物，禁忌长期使用，产生依赖性而失去正常的排便功能。

（6）简便通便术包括通便剂通便术和人工取便术。是患者及家属经过护士指导，可自行完成的一种简单易行、经济有效的护理技术。常用剂通便剂有开塞露（由 50%的甘油或少量山梨醇制成，装于塑料胶壳内一种溶剂）、甘油栓（由甘油和硬脂酸制成，为无色透明或半透明栓剂，呈圆锥形，密封于塑料袋内一种溶剂，需冷藏储存）、肥皂栓（将普通肥皂削成底部直径 1 cm，长 3～4 cm圆锥形栓剂）。具有吸收水分、软化粪便、润滑肠壁刺激肠蠕动的作用。人工取便术是用手指插入直肠，破碎并取出嵌顿粪便的方法。常用于粪便嵌塞的患者采用灌肠等通便术无效时，以解除患者痛苦的方法。

第二章 呼吸内科护理

第一节　急性呼吸道感染

急性呼吸道感染通常包括急性上呼吸道感染和急性气管-支气管炎。急性上呼吸道感染是鼻腔、咽或喉部急性炎症的总称。常见病原体为病毒，仅有少数由细菌引起。本病全年皆可发病，但冬春季节多发，具有一定的传染性，有时引起严重的并发症，应积极防治。急性气管-支气管炎是指感染、物理、化学、过敏等因素引起的气管-支气管黏膜的急性炎症，可由急性上呼吸道感染蔓延而来。多见于寒冷季节或气候多变时，气候突变时多发。

一、护理评估

(一)病因及发病机制

1.急性上呼吸道感染

急性上呼吸道感染患者有70%～80%是由病毒引起的。其中主要包括流感病毒、副流感病毒、呼吸道合胞病毒、腺病毒、鼻病毒等。由于感染病毒类型较多，又无交叉免疫，人体产生的免疫力较弱且短暂，同时在健康人群中有病毒携带者，故一个人可有多次发病。细菌感染占20%～30%，可直接或继病毒感染之后发生，以溶血性链球菌最为多见，其次为流感嗜血杆菌、肺炎球菌和葡萄球菌等。偶见革兰氏阴性杆菌。当全身或呼吸道局部防御功能降低时，尤其是年老体弱或有慢性呼吸道疾病者更易患病，原先存在于上呼吸道或外界侵入的病毒和细菌迅速繁殖，引起本病。通过含有病毒的飞沫或被污染的用具传播，引起发病。

2.急性气管-支气管炎

(1)感染：由病毒、细菌直接感染，或急性上呼吸道病毒(如腺病毒、流感病毒)、细菌(如流感嗜血杆菌、肺炎链球菌)感染迁延而来,也可在病毒感染后继发细菌感染。亦可为衣原体和支原体感染。

(2)物理、化学性因素:过冷空气、粉尘、刺激性气体或烟雾的吸入使气管-支气管黏膜受到急性刺激和损伤,引起本病。

(3)变态反应:花粉、有机粉尘、真菌孢子等的吸入及对细菌蛋白质过敏等,均可引起气管-支气管的变态反应。寄生虫(如钩虫、蛔虫的幼虫)移行至肺,也可致病。

(二)健康史

有无受凉、淋雨、过度疲劳等使机体抵抗力降低等情况,应注意询问本次起病情况,既往健康情况,有无呼吸道慢性疾病史等。

(三)身体状况

1.急性上呼吸道感染

急性上呼吸道感染主要症状和体征个体差异大,根据病因不同可有不同类型,各型症状、体征之间无明显界定,也可互相转化。

(1)普通感冒:又称急性鼻炎或上呼吸道卡他,以鼻咽部卡他症状为主要表现,俗称“伤风”。成人多为鼻病毒所致,起病较急,初期有咽干、咽痒或咽痛,同时或数小时后有打喷嚏、鼻塞、流清水样鼻涕,2～3 天后分泌物变稠,伴咽鼓管炎可引起听力减退,伴流泪、味觉迟钝、声嘶、少量咳嗽、低热不适、轻度畏寒和头痛。检查可见鼻腔黏膜充血、水肿、有分泌物,咽部轻度充血。如无并发症,一般经 5～7 天痊愈。

流行性感冒(简称流感)则由流感病毒引起,起病急,鼻咽部症状较轻,但全身症状较重,伴高热、全身酸痛和眼结膜炎症状。而且常有较大或大范围的流行。

流行性感冒应及早应用抗流感病毒药物:起病 1～2 天应用抗流感病毒药物治疗,才能取得最佳疗效。目前抗流感病毒药物包括离子通道 M_2 阻滞剂和神经氨酸酶抑制剂两类。离子通道 M_2 阻滞剂:包括金刚烷胺和金刚乙胺,主要对甲型流感病毒有效。金刚烷胺类药物是治疗甲型流感的首选药物,有效率达 70%～90%。金刚烷胺的不良反应有神经质、焦虑、注意力不集中和轻微头痛等中枢神经系统不良反应,一般在用药后几小时出现,金刚乙胺的毒副作用较小。胃肠道反应主要为恶心和呕吐,停药后可迅速消失。肾功能不全的患者需要调整金刚烷胺的剂量,对于老年人或肾功能不全者需要密切监测不良反应。神经氨酸酶抑制剂:奥司他韦(商品名达菲),作用机制是通过干扰病毒神经氨酸酶保守的唾液酸结合位点，从而抑制病毒的复制，对A(包括H5N1)和B不同亚型流感病毒均有效。奥司他韦成人每次口服75 mg，每天2次，连服5天，但须在症状出现2天内开始用药。奥司他韦不良反应少，一般为恶心、呕吐等消化道症状，也有腹痛、头痛、头晕、失眠、咳嗽、乏力等不良反应的报道。

(2)病毒性咽炎和喉炎：临床特征为咽部发痒、不适和灼热感、声嘶、讲话困难、咳嗽、咳嗽时咽喉疼痛，无痰或痰呈黏液性，有发热和乏力，伴有咽下疼痛时，常提示有链球菌感染，体检发现咽部明显充血和水肿、局部淋巴结肿大且触痛，提示流感病毒和腺病毒感染，腺病毒咽炎可伴有眼结膜炎。

(3)疱疹性咽峡炎：主要由柯萨奇病毒A引起，夏季好发。有明显咽痛、常伴有发热，病程约一周。体检可见咽充血，软腭、腭垂、咽和扁桃体表面有灰白色疱疹及浅表溃疡，周围有红晕。多见儿童，偶见于成人。

(4)咽结膜热：常为柯萨奇病毒、腺病毒等引起。夏季好发，游泳传播为主，儿童多见。表现为发热、咽痛、畏光、流泪、咽及结膜明显充血。病程4～6天。

(5)细菌性咽-扁桃体炎多由溶血性链球菌感染所致，其次为流感嗜血杆菌、肺炎球菌、葡萄球菌等引起。起病急，咽痛明显、伴畏寒、发热，体温超过39 ℃。检查可见咽部明显充血，扁桃体充血肿大，其表面有黄色点状渗出物，颌下淋巴结肿大伴压痛，肺部无异常体征。

本病如不及时治疗可并发急性鼻窦炎、中耳炎、急性气管-支气管炎。部分患者可继发病毒性心肌炎、肾炎、风湿热等。

2.急性气管-支气管炎

急性气管-支气管炎起病较急，常先有急性上呼吸道感染的症状，继之出现干咳或少量黏液性痰，随后可转为黏液脓性或脓性痰液，痰量增多，咳嗽加剧，偶可痰中带血。全身症状一般较轻，可有发热，38 ℃左右，多于3～5天后消退。咳嗽、咳痰为最常见的症状，常为阵发性咳嗽，咳嗽、咳痰可延续2～3周才消失，如迁延不愈，则可演变为慢性支气管炎。呼吸音常正常或增粗，两肺可听到散在干、湿性啰音。

(四)实验室及其他检查

1.血常规

病毒感染者白细胞正常或偏低，淋巴细胞比例升高；细菌感染者白细胞计数和中性粒细胞增高，可有核左移现象。

2.病原学检查

可做病毒分离和病毒抗原的血清学检查，确定病毒类型，以区别病毒和细菌感染。细菌培养及药物敏感试验,可判断细菌类型,并可指导临床用药。

3.X 线检查

胸部 X 线摄片多无异常改变。

二、主要护理诊断及医护合作性问题

(一)舒适的改变

鼻塞、流涕、咽痛、头痛与病毒和/或细菌感染有关。

(二)潜在并发症

鼻窦炎、中耳炎、心肌炎、肾炎、风湿性关节炎。

三、护理目标

患者躯体不适缓解,日常生活不受影响;体温恢复正常;呼吸道通畅;睡眠改善;无并发症发生或并发症被及时控制。

四、护理措施

(一)一般护理

注意隔离患者,减少探视,避免交叉感染。患者咳嗽或打喷嚏时应避免对着他人。患者使用的餐具、痰盂等用具应按规定消毒,或用一次性器具,回收后焚烧弃去。多饮水,补充足够的热量,给予清淡易消化、高热量、丰富维生素、富含营养的食物。避免刺激性食物,戒烟、酒。患者以休息为主,特别是在发热期间。部分患者往往因剧烈咳嗽而影响正常的睡眠,可给患者提供容易入睡的休息环境,保持病室适宜温度、湿度和空气流通。保证周围环境安静,关闭门窗。指导患者运用促进睡眠的方式,如睡前泡脚、听音乐等。必要时可遵医嘱给予镇咳、祛痰或镇静药物。

(二)病情观察

关注疾病流行情况、鼻咽部发生的症状、体征及血常规和 X 线胸片改变。注意并发症,如耳痛、耳鸣、听力减退、外耳道流脓等提示中耳炎;如头痛剧烈、发热、伴脓涕、鼻窦有压痛等提示鼻窦炎;如在恢复期出现胸闷、心悸、眼睑水肿、腰酸和关节痛等提示心肌炎、肾炎或风湿性关节炎,应及时就诊。

(三)对症护理

1.高热护理

体温超过 37.5 ℃,应每 4 小时测体温 1 次,观察体温过高的早期症状和体征，体温突然升高或骤降时，应随时测量和记录，并及时报告医师。体温>39 ℃时，要采取物理降温。降温效果不好可遵照医嘱选用适当的解热剂进行降温。患者出汗后应及时处理，保持皮肤的清洁和干燥，并注意保暖。鼓励多饮水。

2.保持呼吸道通畅

清除气管、支气管内分泌物，减少痰液在气管、支气管内的聚积。指导患者采取舒适的体位进行有效咳嗽。观察咳痰情况，如痰液较多且黏稠，可嘱患者多饮水，或遵照医嘱给予雾化吸入治疗，以湿润气道、利于痰液排出。

（四）用药护理

1.对症治疗

选用抗感冒复合剂或中成药减轻发热、头痛，减少鼻、咽充血和分泌物，如对乙酰氨基酚、银翘解毒片等。干咳者可选用右美沙芬、喷托维林等；咳嗽有痰可选用复方氯化铵合剂、溴己新，或雾化祛痰。咽痛者可含服喉片或草珊瑚片等。气喘者可用平喘药，如特布他林、氨茶碱等。

2.抗病毒药物

早期应用抗病毒药有一定疗效，可选用利巴韦林、奥司他韦、金刚烷胺、吗啉胍和抗病毒中成药等。

3.抗菌药物

如有细菌感染，最好根据药物敏感试验选择有效抗菌药物治疗，常可选用大环内酯类、青霉素类、氟喹诺酮类及头孢菌素类。

根据医嘱选用药物，告知患者药物的作用、可能发生的不良反应和服药的注意事项，如按时服药；应用抗生素者，注意观察有无迟发性变态反应发生；对于应用解热镇痛药者注意避免大量出汗引起虚脱等。发现异常及时就诊等。

（五）心理护理

急性呼吸道感染预后良好，多数患者于一周内康复，仅少数患者可因咳嗽迁延不愈而发展为慢性支气管炎，患者一般无明显心理负担。但如果咳嗽较剧烈，加之伴有发热，可能会影响患者的休息、睡眠，进而影响工作和学习，个别患者产生急于缓解咳嗽等症状的焦虑情绪。护理人员应与患者进行耐心、细致的沟通，通过对病情的客观评价，解除患者的心理顾虑，建立治疗疾病的信心。

（六）健康指导

1.疾病知识指导

帮助患者和家属掌握急性呼吸道感染的诱发因素及本病的相关知识，避免受凉、过度疲劳，注意保暖；外出时可戴口罩，避免寒冷空气对气管、支气管的刺激。积极预防和治疗上呼吸道感染，症状改变或加重时应及时就诊。

2.生活指导

平时应加强耐寒锻炼，增强体质，提高机体免疫力。有规律生活，避免过度劳累。室内空气保持新鲜、阳光充足。少去人群密集的公共场所。戒烟、酒。

五、护理评价

患者舒适度改善；睡眠质量提高；未发生并发症或发生后被及时控制。

第二节　慢性支气管炎

慢性支气管炎是由于感染或非感染因素引起气管、支气管黏膜及其周围组织的慢性非特异性炎症。临床以咳嗽、咳痰或伴有喘息反复发作为特征，每年持续3个月以上，且连续2年以上。

一、病因和发病机制

慢性支气管炎的病因极为复杂，迄今尚有许多因素还不够明确，往往是多种因素长期相互作用的综合结果。

（一）感染

病毒、支原体和细菌感染是本病急性发作的主要原因。病毒感染以流感病毒、鼻病毒、腺病毒和呼吸道合胞病毒常见；细菌感染以肺炎链球菌、流感嗜血杆菌和卡他莫拉菌及葡萄球菌常见。

（二）大气污染

化学气体如氯气、二氧化氮、二氧化硫等刺激性烟雾，空气中的粉尘等均可刺激支气管黏膜，使呼吸道清除功能受损，为细菌入侵创造条件。

（三）吸烟

吸烟为本病发病的主要因素。吸烟时间的长短与吸烟量决定发病率的高低，吸烟者的患病率较不吸烟者高2～8倍。

（四）过敏因素

喘息型支气管患者，多有过敏史。患者痰中嗜酸性粒细胞和组胺的含量及血中免疫球蛋白E(IgE)明显高于正常。此类患者实际上应属慢性支气管炎合并哮喘。

(五)其他因素

气候变化,特别是寒冷空气对慢支的病情加重有密切关系。自主神经功能失调,副交感神经功能亢进,老年人肾上腺皮质功能减退,慢性支气管炎的发病率增加。维生素C缺乏,维生素A缺乏,易患慢性支气管炎。

二、临床表现

(一)症状

患者常在寒冷季节发病,出现咳嗽、咳痰,尤以晨起显著,白天多于夜间。病毒感染痰液为白色黏液泡沫状,继发细菌感染,痰液转为黄色或黄绿色黏液脓性,偶可带血。慢性支气管炎反复发作后,支气管黏膜的迷走神经感受器反应性增高,副交感神经功能亢进,可出现变态反应而发生喘息。

(二)体征

早期多无体征。急性发作期可有肺底部闻及干、湿性啰音。喘息型支气管炎在咳嗽或深吸气后可闻及哮鸣音,发作时有广泛哮鸣音。

(三)并发症

(1)阻塞性肺气肿:为慢性支气管炎最常见的并发症。

(2)支气管肺炎:慢性支气管炎蔓延至支气管周围肺组织中,患者表现寒战、发热、咳嗽加剧、痰量增多且呈脓性;白细胞总数及中性粒细胞增多;X线胸片显示双下肺野有斑点状或小片阴影。

(3)支气管扩张症。

三、诊断

(一)辅助检查

1.血常规

白细胞总数及中性粒细胞数可升高。

2.胸部X线

单纯型慢性支气管炎,X线片检查阴性或仅见双下肺纹理增多、增粗、模糊、呈条索状或网状。继发感染时为支气管周围炎症改变,表现为不规则斑点状阴影,重叠于肺纹理之上。

3.肺功能检查

早期病变多在小气道，常规肺功能检查多无异常。

(二)诊断要点

凡咳嗽、咳痰或伴有喘息，每年发作持续3个月，连续2年或2年以上者，并排除其他心、肺疾病(如肺结核、肺尘埃沉着病、支气管哮喘、支气管扩张症、肺癌、肺脓肿、心脏病、心功能不全等)、慢性鼻咽疾病后，即可诊断。如每年发病不足3个月，但有明确的客观检查依据(如X线胸片、肺功能等)亦可诊断。

(三)鉴别诊断

1.支气管扩张

多于儿童或青年期发病，常继发于麻疹、肺炎或百日咳后，并有咳嗽、咳痰反复发作的病史，合并感染时痰量增多，并呈脓性或伴有发热，病程中常反复咯血。在肺下部周围可闻及不易消散的湿性啰音。晚期重症患者可出现杵状指(趾)。X线胸片上可见双肺下野纹理粗乱或呈卷发状。薄层高分辨CT(HRCT)检查有助于确诊。

2.肺结核

活动性肺结核患者多有午后低热、消瘦、乏力、盗汗等中毒症状。咳嗽痰量不多，常有咯血。老年肺结核的中毒症状多不明显，常被慢性支气管炎的症状所掩盖而误诊。胸部X线上可发现结核病灶，部分患者痰结核菌检查可获阳性。

3.支气管哮喘

支气管哮喘常为特质性患者或有过敏性疾病家族史，多于幼年发病。一般无慢性咳嗽、咳痰史。哮喘多突然发作，且有季节性，血和痰中嗜酸性粒细胞常增多，治疗后可迅速缓解。发作时双肺布满哮鸣音，呼气延长，缓解后可消失，且无症状，但气道反应性仍增高。慢性支气管炎合并哮喘的患者，病史中咳嗽、咳痰多发生在喘息之前，迁延不愈较长时间后伴有喘息，且咳嗽、咳痰的症状多较喘息更为突出，平喘药物疗效不如哮喘等可资鉴别。

4.肺癌

肺癌多发生于40岁以上男性，并有多年吸烟史的患者，刺激性咳嗽常伴痰中带血和胸痛。X线胸片检查肺部常有块状影或反复发作的阻塞性肺炎。痰脱落细胞及支气管镜等检查，可明确诊断。

5.慢性肺间质纤维化

慢性咳嗽，咳少量黏液性非脓性痰，进行性呼吸困难，双肺底可闻及爆裂音，严重者发绀并有杵状指。X线胸片见中下肺野及肺周边部纹理增多紊乱呈网状结构，其间见弥漫性细小斑点阴影。肺功能检查呈限制性通气功能障碍，弥散功能减低，动脉血氧分压(PaO_2)下降。肺活检是确诊的手段。

四、治疗

(一)急性发作期及慢性迁延期的治疗

以控制感染、祛痰、镇咳为主，同时解痉平喘。

1.抗感染药物

及时、有效、足量，感染控制后及时停用，以免产生细菌耐药或二重感染。一般患者可按常见致病菌用药。可选用青霉素G 80万单位肌内注射；复方磺胺甲噁唑(SMZ)，每次2片，2次/天；阿莫西林2～4 g/d，3～4次口服；氨苄西林2～4 g/d，分4次口服；头孢氨苄2～4 g/d或头孢拉定1～2 g/d，分4次口服；头孢呋辛2 g/d或头孢克洛0.5～1 g/d，分2～3次口服。亦可选择新一代大环内酯类抗生素，如罗红霉素，0.3 g/d，2次口服。抗菌治疗疗程一般7～10天，反复感染病例可适当延长。严重感染时，可选用氨苄西林、环丙沙星、氧氟沙星、阿米卡星、奈替米星或头孢菌素类联合静脉滴注给药。

2.祛痰镇咳药

刺激性干咳者不宜单用镇咳药物，否则痰液不易咳出。可给盐酸溴环己胺醇30 mg或羧甲基半胱氨酸500 mg，3次/天口服。乙酰半胱氨酸(富露施)及氯化铵甘草合剂均有一定的疗效。α-糜蛋白酶雾化吸入亦有消炎祛痰的作用。

3.解痉平喘

解痉平喘主要为解除支气管痉挛，利于痰液排出。常用药物为氨茶碱0.1～0.2 g，每小时8次口服；丙卡特罗50 mg，2次/天；特布他林2.5 mg，2～3次/天。慢性支气管炎有可逆性气道阻塞者应常规应用支气管舒张剂，如异丙托溴铵气雾剂、特布他林等吸入治疗。阵发性咳嗽常伴不同程度的支气管痉挛，应用支气管扩张药后可改善症状，并有利于痰液的排出。

(二)缓解期的治疗

应以增强体质，提高机体抗病能力和预防发作为主。

(三)中药治疗

采取扶正固本原则，按肺、脾、肾的虚实辨证施治。

五、护理措施

(一)常规护理

1.环境

保持室内空气新鲜,流通,安静,舒适,温湿度适宜。

2.休息

急性发作期应卧床休息,取半卧位。

3.给氧

持续低流量吸氧。

4.饮食

给予高热量、高蛋白、高维生素易消化饮食。

(二)专科护理

(1)解除气道阻塞,改善肺泡通气。及时清除痰液,神志清醒患者应鼓励咳嗽,痰稠不易咯出时,给予雾化吸入或雾化泵药物喷入,减少局部淤血水肿,以利痰液排出。危重体弱患者,定时更换体位,叩击背部,使痰易于咯出,餐前应给予胸部叩击或胸壁震荡。方法:患者取侧卧位,护士两手手指并拢,手背隆起,指关节微屈,自肺底由下向上,由外向内叩拍胸壁,震动气管,边拍边鼓励患者咳嗽,以促进痰液的排出,每侧肺叶叩击3~5分钟。对神志不清者,可进行机械吸痰,需注意无菌操作,抽吸压力要适当,动作轻柔,每次抽吸时间不超过15秒,以免加重缺氧。

(2)合理用氧,减轻呼吸困难。根据缺氧和二氧化碳潴留的程度不同,合理用氧,一般给予低流量、低浓度、持续吸氧,如病情需要提高氧浓度,应辅以呼吸兴奋剂刺激通气或使用呼吸机改善通气,吸氧后如呼吸困难缓解、呼吸频率减慢、节律正常、血压上升、心率减慢、心律正常、发绀减轻、皮肤转暖、神志转清、尿量增加等,表示氧疗有效。若呼吸过缓,意识障碍加深,需考虑二氧化碳潴留加重,必要时采取增加通气量措施。

第三节　慢性阻塞性肺疾病

慢性阻塞性肺疾病(chronic obstructive pulmonary disease,COPD)是一种以不完全可逆性气流受限为特征,呈进行性发展的肺部疾病。COPD是呼吸系统疾病中的常见病和多发病，由于其患病人数多，死亡率高，社会经济负担重，已成为一个重要的公共卫生问题。

COPD与慢性支气管炎及肺气肿密切相关。慢性支气管炎(简称慢支)是指气管、支气管黏膜及其周围组织的慢性、非特异性炎症。如患者每年咳嗽、咳痰达3个月以上，连续两年或以上，并排除其他已知原因的慢性咳嗽，即可诊断为慢性支气管炎。阻塞性肺气肿(简称肺气肿)是指肺部终末细支气管远端气腔出现异常持久的扩张，并伴有肺泡壁和细支气管的破坏而无明显肺纤维化。当慢性支气管炎和/或肺气肿患者肺功能检查出现气流受限并且不能完全可逆时，可视为COPD。如患者只有慢性支气管炎和/或肺气肿，而无气流受限，则不能视为COPD，而视为COPD的高危期。支气管哮喘也具有气流受限。但支气管哮喘是一种特殊的气道炎症性疾病，其气流受限具有可逆性，它不属于COPD。

一、护理评估

(一)病因及发病机制

确切的病因不清，可能与下列因素有关。

1.吸烟

吸烟是最危险的因素。国内外的研究均证明吸烟与慢支的发生有密切关系，吸烟者慢性支气管炎的患病率比不吸烟者高2～8倍，吸烟时间愈长，量愈大，COPD患病率愈高。烟草中的多种有害化学成分，可损伤气道上皮细胞使巨噬细胞吞噬功能降低和纤毛运动减退；黏液分泌增加，使气道净化能力减弱；支气管黏膜充血水肿、黏液积聚，而易引起感染。慢性炎症及吸烟刺激黏膜下感受器，引起支气管平滑肌收缩，气流受限。烟草、烟雾还可使氧自由基增多，诱导中性粒细胞释放蛋白酶，抑制抗蛋白酶系统，使肺弹力纤维受到破坏，诱发肺气肿形成。

2.职业性粉尘和化学物质

职业性粉尘及化学物质，如烟雾、变应原、工业废气及室内污染空气等，浓度过大或接触时间过长，均可导致与吸烟无关的COPD。

3.空气污染

大气污染中的有害气体(如二氧化硫、二氧化氮、氯气等)可损伤气道黏膜，并有细胞毒作用，使纤毛清除功能下降，黏液分泌增多，为细菌感染创造条件。

4.感染

感染是COPD发生发展的重要因素之一。长期、反复感染可破坏气道正常的防御功能，损伤细支气管和肺泡。主要病毒为流感病毒、鼻病毒和呼吸道合胞病毒等；细菌感染以肺炎链球菌、流感嗜血杆菌、卡他莫拉菌及葡萄球菌为多见，支原体感染也是重要因素之一。

5.蛋白酶-抗蛋白酶失衡

蛋白酶对组织有损伤和破坏作用；抗蛋白酶对弹性蛋白酶等多种蛋白酶有抑制功能。在正常情况下，弹性蛋白酶与其抑制因子处于平衡状态。其中 α_1-抗胰蛋白酶（α_1-AT）是活性最强的一种。蛋白酶增多和抗蛋白酶不足均可导致组织结构破坏产生肺气肿。

6.其他

机体内在因素如呼吸道防御功能及免疫功能降低、自主神经功能失调、营养、气温的突变等都可能参与 COPD 的发生、发展。

（二）病理生理

COPD 的病理改变主要为慢性支气管炎和肺气肿的病理改变。COPD 对呼吸功能的影响，早期病变仅局限于细小气道，表现为闭合容积增大。病变侵入大气道时，肺通气功能明显障碍；随肺气肿的日益加重，大量肺泡周围的毛细血管受膨胀的肺泡挤压而退化，使毛细血管大量减少，肺泡间的血流量减少，导致通气与血流比例失调，使换气功能障碍。由通气和换气功能障碍引起缺氧和二氧化碳潴留，进而发展为呼吸衰竭。

（三）健康史

询问患者是否存在引起慢支的各种因素如感染、吸烟、大气污染、职业性粉尘和有害气体的长期吸入、过敏等；是否有呼吸道防御功能及免疫功能降低、自主神经功能失调等。

（四）身体状况

1.主要症状

（1）慢性咳嗽：晨间起床时咳嗽明显，白天较轻，睡眠时有阵咳或排痰。随病程发展可终生不愈。

（2）咳痰：一般为白色黏液或浆液性泡沫痰，偶可带血丝，清晨排痰较多。急性发作伴有细菌感染时，痰量增多，可有脓性痰。

（3）气短或呼吸困难：早期仅在体力劳动或上楼等活动时出现，随着病情发展逐渐加重，日常活动甚至休息时也感到气短。是 COPD 的标志性症状。

（4）喘息和胸闷：重度患者或急性加重时出现喘息，甚至静息状态下也感气促。

(5)其他:晚期患者有体重下降,食欲减退等全身症状。

2.护理体检

早期可无异常,随疾病进展慢性支气管炎病例可闻及干啰音或少量湿啰音。有喘息症状者可在小范围内出现轻度哮鸣音。肺气肿早期体征不明显,随疾病进展出现桶状胸,呼吸活动减弱,触觉语颤减弱或消失;叩诊呈过清音,心浊音界缩小或不易叩出,肺下界和肝浊音界下移,听诊心音遥远,两肺呼吸音普遍减弱,呼气延长,并发感染时,可闻及湿啰音。

3.COPD严重程度分级

根据第一秒用力呼气容积占用力肺活量的百分比($FEV_1/FVC\%$)、第一秒用力呼气容积占预计值百分比($FEV_1\%$预计值)和症状对COPD的严重程度做出分级。

Ⅰ级:轻度,$FEV_1/FVC<70\%$、$FEV_1\geqslant80\%$预计值,有或无慢性咳嗽、咳痰症状。

Ⅱ级:中度,$FEV_1/FVC<70\%$、50%预计值$\leqslant FEV_1<80\%$预计值,有或无慢性咳嗽、咳痰症状。

Ⅲ级:重度,$FEV_1/FVC<70\%$、30%预计值$\leqslant FEV_1<50\%$预计值,有或无慢性咳嗽、咳痰症状。

Ⅳ级:极重度,$FEV_1/FVC<70\%$、$FEV_1<30\%$预计值或$FEV_1<50\%$预计值,伴慢性呼吸衰竭。

4.COPD病程分期

COPD按病程可分为急性加重期和稳定期,前者指在短期内咳嗽、咳痰、气短和/或喘息加重、脓痰量增多,可伴发热等症状;稳定期指咳嗽、咳痰、气短症状稳定或轻微。

5.并发症

COPD可并发慢性呼吸衰竭、自发性气胸、慢性肺源性心脏病。

(五)实验室及其他检查

1.肺功能检查

肺功能检查是判断气流受限的主要客观指标,对COPD诊断、严重程度评价、疾病进展、预后及治疗反应等有重要意义。第一秒用力呼气容积(FEV_1)占用力肺活量(FVC)的百分比($FEV_1/FVC\%$)是评价气流受限的敏感指标。第一秒用力呼气容积(FEV_1)占预计值百分比(FEV_1%预计值),是评估 COPD 严重程度的良好指标。当 $FEV_1/FVC<70\%$ 及 $FEV_1<80\%$ 预计值者,可确定为不能完全可逆的气流受限。FEV_1 的逐渐减少,大致提示肺部疾病的严重程度和疾病进展的阶段。

肺气肿呼吸功能检查示残气量增加,残气量占肺总量的百分比增大,最大通气量低于预计值的 80%;第一秒时间肺活量常低于 60%;残气量占肺总量的百分比增大,往往超过 40%;对阻塞性肺气肿的诊断有重要意义。

2.胸部 X 线检查

早期胸片可无变化,可逐渐出现肺纹理增粗、紊乱等非特异性改变,肺气肿的典型 X 线表现为胸廓前后径增大,肋间隙增宽,肋骨平行,膈低平。两肺透亮度增加,肺血管纹理减少或有肺大疱征象。X 线检查对 COPD 诊断特异性不高。

3.动脉血气分析

早期无异常,随病情进展可出现低氧血症、高碳酸血症、酸碱平衡失调等,用于判断呼吸衰竭的类型。

4.其他

COPD 合并细菌感染时,血白细胞增高,核左移。痰培养可能检出病原菌。

(六)心理、社会评估

COPD 由于病程长、反复发作,每况愈下,给患者带来较重的精神和经济负担,病现焦虑、悲观、沮丧等心理反应,甚至对治疗丧失信心。病情一旦发展到影响工作和会导致患者心理压力增加,生活方式发生改变,也会影响到工作,甚至因无法工作孤独。

二、主要护理诊断及医护合作性问题

(一)气体交换受损

气体交换受损与气道阻塞、通气不足、呼吸肌疲劳、分泌物过多和肺泡呼吸有关。

(二)清理呼吸道无效

清理呼吸道无效与分泌物增多而黏稠、气道湿度减低和无效咳嗽有关。

(三)低效性呼吸形态

低效性呼吸形态与气道阻塞、膈肌变平及能量不足有关。

(四)活动无耐力

活动无耐力与疲劳、呼吸困难、氧供与氧耗失衡有关。

(五)营养失调,低于机体需要量

营养失调,低于机体需要量与食欲降低、摄入减少、腹胀、呼吸困难、痰液增多关。

(六)焦虑

焦虑与健康状况的改变、病情危重、经济状况有关。

三、护理目标

患者痰能咳出,喘息缓解;活动耐力增强;营养得到改善;焦虑减轻。

四、护理措施

(一)一般护理

1.休息和活动

患者采取舒适的体位,晚期患者宜采取身体前倾位,使辅助呼吸肌参与呼吸。发热、咳喘时应卧床休息,视病情安排适当的活动量,活动以不感到疲劳、不加重症状为宜。室内保持合适的温湿度,冬季注意保暖,避免直接吸入冷空气。

2.饮食护理

呼吸功的增加可使热量和蛋白质消耗增多,导致营养不良。应制订出高热量、高蛋白、高维生素的饮食计划。正餐进食量不足时,应安排少量多餐,避免餐前和进餐时过多饮水。餐后避免平卧,有利于消化。为减少呼吸困难,保存能量,患者饭前至少休息 30 分钟。每天正餐应安排在患者最饥饿、休息最好的时间。指导患者采用缩唇呼吸和腹式呼吸减轻呼吸困难。为促进食欲,提供给患者舒适的就餐环境和喜爱的食物,餐前及咳痰后漱口,保持口腔清洁;腹胀的患者应进软食,细嚼慢咽。避免进食产气的食物,如汽水、啤酒、豆类、马铃薯和胡萝卜等;避免易引起便秘的食物,如油煎食物、干果、坚果等。如果患者通过进食不能吸收足够的营养,可应用管喂饮食或全胃肠外营养。

(二)病情观察

观察咳嗽、咳痰的情况,痰液的颜色、量及性状,咳痰是否顺畅;呼吸困难的程度,能否平卧,与活动的关系,有无进行性加重;患者的营养状况、肺部体征及有无慢性呼吸衰竭、自发性气胸、慢性肺源性心脏病等并发症产生。监测动脉血气分析和水、电解质、酸碱平衡情况。

（三）氧疗的护理

呼吸困难伴低氧血症者，遵医嘱给予氧疗。一般采用鼻导管持续低流量吸氧，氧流量 1～2 L/min。对 COPD 慢性呼吸衰竭者提倡进行长期家庭氧疗（LTOT）。LTOT 为持续低流量吸氧它能改变疾病的自然病程，改善生活质量。LTOT 是指一昼夜吸入低浓度氧 15 小时以上，并持续较长时间，使 $PaO_2 \geqslant 8.0$ kPa（60 mmHg），或 SaO_2 升至 90%的一种氧疗方法。LTOT 指征如下。①$PaO_2 \leqslant 7.3$ kPa（55 mmHg）或 $SaO_2 \leqslant 88\%$，有或没有高碳酸血症；②PaO_2 8.0～7.3 kPa（55～60 mmHg）或$SaO_2 < 88\%$，并有肺动脉高压、心力衰竭所致的水肿或红细胞增多症（血细胞比容>0.55）。LTOT 对血流动力学、运动耐力、肺生理和精神状态均会产生有益的影响，从而提高 COPD 患者的生活质量和生存率。

COPD 患者因长期二氧化碳潴留，主要靠缺氧刺激呼吸中枢，如果吸入高浓度的氧，反而会导致呼吸频率和幅度降低，引起二氧化碳潴留。而持续低流量吸氧维持 $PaO_2 \geqslant 8.0$ kPa（60 mmHg），既能改善组织缺氧，也可防止因缺氧状态解除而抑制呼吸中枢。护理人员应密切注意患者吸氧后的变化，如观察患者的意识状态、呼吸的频率及幅度、有无窒息或呼吸停止和动脉血气复查结果。氧疗有效指标：患者呼吸困难减轻、呼吸频率减慢、发绀减轻、心率减慢、活动耐力增加。

（四）用药护理

1.稳定期治疗用药

（1）支气管舒张药：短期应用以缓解症状，长期规律应用预防和减轻症状。常选用 β_2 肾上腺素受体激动剂、抗胆碱药、氨茶碱或其缓（控）释片。

（2）祛痰药：对痰不易咳出者可选用盐酸氨溴索或羧甲司坦。

2.急性加重期的治疗用药

使用支气管舒张药及对低氧血症者进行吸氧外，应根据病原菌类型及药物敏感情况合理选用抗生素治疗。如给予 β 内酰胺类/β 内酰胺酶抑制剂；第二代头孢菌素、大环内酯类或喹诺酮类。如出现持续气道阻塞，可使用糖皮质激素。

3.遵医嘱用药

遵医嘱应用抗生素，支气管舒张药，祛痰药物，注意观察疗效及不良反应。

（五）呼吸功能锻炼

COPD 患者需要增加呼吸频率来代偿呼吸困难，这种代偿多数是依赖于辅助呼吸肌参与呼吸，即胸式呼吸，而非腹式呼吸。然而胸式呼吸的有效性要低于腹式呼吸,患者容易疲劳。因此,护理人员应指导患者进行缩唇呼气、腹式呼吸、膈肌起搏(体外膈神经电刺激)、吸气阻力器等呼吸锻炼,以加强胸、膈呼吸肌肌力和耐力,改善呼吸功能。

1.缩唇呼吸

缩唇呼吸的技巧是通过缩唇形成的微弱阻力来延长呼气时间,增加气道压力,延缓气道塌陷。患者闭嘴经鼻吸气,然后通过缩唇(吹口哨样)缓慢呼气,同时收缩腹部。吸气与呼气时间比为1∶2或1∶3。缩唇大小程度与呼气流量,以能使距口唇15～20 cm处,与口唇等高点水平的蜡烛火焰随气流倾斜又不至于熄灭为宜。

2.膈式或腹式呼吸

患者可取立位、平卧位或半卧位,两手分别放于前胸部和上腹部。用鼻缓慢吸气时,膈肌最大程度下降,腹肌松弛,腹部凸出,手感到腹部向上抬起。呼气时用口呼出,腹肌收缩,膈肌松弛,膈肌随腹腔内压增加而上抬,推动肺部气体排出,手感到腹部下降。

另外,可以在腹部放置小枕头、杂志或书锻炼腹式呼吸。如果吸气时,物体上升,证明是腹式呼吸。缩唇呼吸和腹式呼吸每天训练3～4次,每次重复8～10次。腹式呼吸需要增加能量消耗,因此指导患者只能在疾病恢复期如出院前进行训练。

(六)心理护理

COPD患者因长期患病,社会活动减少、经济收入降低等方面发生的变化,容易形成焦虑和压抑的心理状态,失去自信,躲避生活。也可由于经济原因,患者可能无法按医嘱常规使用某些药物,只能在病情加重时应用。医护人员应详细了解患者及其家庭对疾病的态度,关心体贴患者,了解患者心理、性格、生活方式等方面发生的变化,与患者和家属共同制订和实施康复计划,定期进行呼吸肌功能锻炼、合理用药等,减轻症状,增强患者战胜疾病的信心;对表现焦虑的患者,教会患者缓解焦虑的方法,如听轻音乐、下棋、做游戏等娱乐活动,以分散注意力,减轻焦虑。

(七)健康指导

1.疾病知识指导

使患者了解COPD的相关知识,识别和消除使疾病恶化的因素,戒烟是预防COPD的重要且简单易行的措施,应劝导患者戒烟;避免粉尘和刺激性气体的吸入;避免和呼吸道感染患者接触,在呼吸道传染病流行期间,尽量避免去人群密集的公共场所。指导患者要根据气候变化，及时增减衣物，避免受凉感冒。学会识别感染或病情加重的早期症状，尽早就医。

2.康复锻炼

使患者理解康复锻炼的意义，充分发挥患者进行康复的主观能动性，制订个体化的锻炼计划，选择空气新鲜、安静的环境，进行步行、慢跑、气功等体育锻炼。在潮湿、大风、严寒气候时，避免室外活动。教会患者和家属依据呼吸困难与活动之间的关系，判断呼吸困难的严重程度，以便合理的安排工作和生活。

3.家庭氧疗

对实施家庭氧疗的患者，护理人员应指导患者和家属做到以下几点。

(1)了解氧疗的目的、必要性及注意事项；注意安全，供氧装置周围严禁烟火，防止氧气燃烧爆炸；吸氧鼻导管需每天更换，以防堵塞，防止感染；氧疗装置定期更换、清洁、消毒。

(2)告诉患者和家属宜采取低流量(氧流量 1～2 L/min 或氧浓度 25%～29%)吸氧，且每天吸氧的时间不宜少于 10 小时，因夜间睡眠时，部分患者低氧血症更为明显，故夜间吸氧不宜间断；监测氧流量，防止随意调高氧流量。

4.心理指导

引导患者适应慢性病并以积极的心态对待疾病，培养生活乐趣，如听音乐、培养养花种草等爱好，以分散注意力，减少孤独感，缓解焦虑、紧张的精神状态。

五、护理评价

氧分压和二氧化碳分压维持在正常范围内；能坚持药物治疗；能演示缩唇呼吸和腹式呼吸技术；呼吸困难发作时能采取正确体位，使用节能法；清除过多痰液，保持呼吸道通畅；使用控制咳嗽方法；增加体液摄入；减少症状恶化；根据身高和年龄维持正常体重；减少急诊就诊和入院的次数。

第四节 支气管肺炎

一、概述

肺炎是指终末气道、肺泡和肺间质的炎症，可由病原微生物、理化因素、免疫损伤、过敏及药物所致。细菌性肺炎是最常见的肺炎。也是最常见的感染性疾病之一。尽管新的强效抗生素不断投入应用，但其发病率和病死率仍很高，其原因可能有社会人口老龄化、吸烟人群的低龄化、伴有基础疾病、免疫功能低下，加之病原体变迁、医院获得性肺炎发病率增加、病原学诊断困难、抗生素的不合理使用导致细菌耐药性增加和部分人群贫困化加剧等因素有关。

(一)分类

肺炎可按解剖、病因或患病环境加以分类。

1.解剖分类

(1)大叶性(肺泡性)肺炎：为肺实质炎症，通常并不累及支气管。病原体先在肺泡引起炎症，经肺泡间孔(Cohn)向其他肺泡扩散，导致部分或整个肺段、肺叶发生炎症改变。致病菌多为肺炎链球菌。

(2)小叶性(支气管)肺炎：指病原体经支气管入侵，引起细支气管、终末细支气管和肺泡的炎症。病原体有肺炎链球菌、葡萄球菌、病毒、肺炎支原体及军团菌等。常继发于其他疾病，如支气管炎、支气管扩张、上呼吸道病毒感染及长期卧床的危重患者。

(3)间质性肺炎：以肺间质炎症为主，病变累及支气管壁及其周围组织，有肺泡壁增生及间质水肿。可由细菌、支原体、衣原体、病毒或肺孢子菌等引起。

2.病因分类

(1)细菌性肺炎：如肺炎链球菌、金黄色葡萄球菌、甲型溶血性链球菌、肺炎克雷白杆菌、流感嗜血杆菌、铜绿假单胞菌、棒状杆菌、梭形杆菌等引起的肺炎。

(2)非典型病原体所致肺炎：如支原体、军团菌和衣原体等。

(3)病毒性肺炎：如冠状病毒、腺病毒、呼吸道合胞病毒、流感病毒、麻疹病毒、巨细胞病毒、单纯疱疹病毒等。

(4)真菌性肺炎：如白念珠菌、曲霉、放射菌等。

(5)其他病原体所致的肺炎：如立克次体(如Q热立克次体)、弓形虫(如鼠弓形虫)、寄生虫(如肺包虫、肺吸虫、肺血吸虫)等。

(6)理化因素所致的肺炎：如放射性损伤引起的放射性肺炎、胃酸吸入、药物等引起的化学性肺炎等。

3.患病环境分类

由于病原学检查阳性率低，培养结果滞后，病因分类在临床上应用较为困难，目前多按肺炎的获得环境分成两类，有利于指导经验治疗。

(1)社区获得性肺炎(community acquired pneumonia，CAP)是指在医院外罹患的感染性肺实质炎症，也称院外肺炎，包括具有明确潜伏期的病原体感染而在入院后平均潜伏期内发病的肺炎。常见致病菌为肺炎链球菌、流感嗜血杆菌、卡他莫拉菌和非典型病原体。

(2)医院获得性肺炎(hospital acquired pneumonia,HAP)简称医院内肺炎,是指患者入院时既不存在、也不处于潜伏期,而于入院48小时后在医院(包括老年护理院、康复院等)内发生的肺炎,也包括出院后48小时内发生的肺炎。无感染高危因素患者的常见病原体依次为肺炎链球菌、流感嗜血杆菌、金黄色葡萄球菌、铜绿假单胞菌、大肠埃希菌、肺炎克雷白杆菌等;有感染高危因素患者的常见病原体依次为金黄色葡萄球菌、铜绿假单胞菌、肠埃希菌属、肺炎克雷白杆菌等。

(二)病因及发病机制

正常的呼吸道免疫防御机制(支气管内黏液-纤毛运载系统、肺泡巨噬细胞防御的完整性等)使气管隆凸以下的呼吸道保持无菌。肺炎的发生主要由病原体和宿主两个因素决定。如果病原体数量多、毒力强和/或宿主呼吸道局部和全身免疫防御系统损害,即可发生肺炎。病原体可通过空气吸入、血行播散、邻近感染部位蔓延、上呼吸道定植菌的误吸引起社区获得性肺炎。医院获得性肺炎还可通过误吸胃肠道的定植菌(胃食管反流)和通过人工气道吸入环境中的致病菌引起。

二、肺炎链球菌肺炎

肺炎链球菌肺炎或称肺炎球菌肺炎,是由肺炎链球菌或称肺炎球菌所引起的肺炎,约占社区获得性肺炎的半数以上。通常急骤起病,以高热、寒战、咳嗽、血痰及胸痛为特征。X线胸片呈肺段或肺叶急性炎性实变,近年来因抗菌药物的广泛使用,致使本病的起病方式、症状及X线改变均不典型。

肺炎链球菌为革兰氏染色阳性球菌,多成双排列或短链排列。有荚膜,其毒力大小与荚膜中的多糖结构及含量有关。根据荚膜多糖的抗原特性,肺炎链球菌可分为86个血清型。成人致病菌多属1～9及12型,以第3型毒力最强,儿童则多为6、14、19及23型。肺炎链球菌在干燥痰中能存活数月,但在阳光直射1小时,或加热至52 ℃ 10分钟即可杀灭,对石炭酸等消毒剂亦甚敏感。机体免疫功能正常时,肺炎链球菌是寄居在口腔及鼻咽部的一种正常菌群,其带菌率常随年龄、季节及免疫状态的变化而有差异。机体免疫功能受损时,有毒力的肺炎链球菌入侵人体而致病。肺炎链球菌除引起肺炎外,少数可发生菌血症或感染性休克,老年人及婴幼儿的病情尤为严重。

本病以冬季与初春多见,常与呼吸道病毒感染相伴行。患者常为原先健康的青壮年或老年与婴幼儿，男性较多见。吸烟者、痴呆者、慢性支气管炎、支气管扩张、充血性心力衰竭、慢性病患者及免疫抑制宿主易受肺炎链球菌侵袭。肺炎链球菌不产生毒素，不引起原发性组织坏死或形成空洞。其致病力是由于有高分子多糖体的荚膜对组织的侵袭作用，首先引起肺泡壁水肿，出现白细胞与红细胞渗出，含菌的渗出液经肺泡间孔向肺的中央部分扩展，甚至累及几个肺段或整个肺叶，因病变开始于肺的外周，故叶间分界清楚，易累及胸膜，引起渗出性胸膜炎。

病理改变有充血期、红肝变期、灰肝变期及消散期。表现为肺组织充血水肿，肺泡内浆液渗出及红、白细胞浸润，白细胞吞噬细菌，继而纤维蛋白渗出物溶解、吸收、肺泡重新充气。在肝变期病理阶段实际上并无确切分界，经早期应用抗菌药物治疗，此种典型的病理分期已很少见。病变消散后肺组织结构多无损坏，不留纤维瘢痕。极个别患者肺泡内纤维蛋白吸收不完全，甚至有成纤维细胞形成，形成机化性肺炎。老年人及婴幼儿感染可沿支气管分布（支气管肺炎）。若未及时使用抗菌药物，5%～10%的患者可并发脓胸，10%～20%的患者因细菌经淋巴管、胸导管进入血循环，可引起脑膜炎、心包炎、心内膜炎、关节炎和中耳炎等肺外感染。

（一）护理评估

1.健康史

肺炎的发生与细菌的侵入和机体防御能力的下降有关。吸入口咽部的分泌物或空气中的细菌、周围组织感染的直接蔓延、菌血症等均可成为细菌入侵的途径；吸烟、酗酒、年老体弱、长期卧床、意识不清、吞咽和咳嗽反射障碍、慢性或重症患者、长期使用糖皮质激素或免疫抑制剂、接受机械通气及大手术者均可因机体防御机制降低而继发肺炎。注意询问患者起病前是否存在机体抵抗力下降、呼吸道防御功能受损的因素，了解患者既往的健康状况。

2.身体状况

发病前常有受凉、淋雨、疲劳、醉酒、病毒感染史，多有上呼吸道感染的前驱症状。

（1）主要症状：起病多急骤，高热、寒战，全身肌肉酸痛，体温通常在数小时内升至 39～40 ℃，高峰在下午或傍晚，或呈稽留热，脉率随之增速。可有患侧胸部疼痛，放射到肩部或腹部，咳嗽或深呼吸时加剧。痰少，可带血或呈铁锈色，食欲锐减，偶有恶心、呕吐、腹痛或腹泻，易被误诊为急腹症。

（2）护理体检：患者呈急性病容，面颊绯红，鼻翼翕动，皮肤灼热、干燥，口角及鼻周有单纯疱疹;病变广泛时可出现发绀。有败血症者,可出现皮肤、黏膜出血点,巩膜黄染。早期肺部体征无明显异常,仅有胸廓呼吸运动幅度减小,叩诊稍浊,听诊可有呼吸音减低及胸膜摩擦音。肺实变时叩诊浊音、触觉语颤增强并可闻及支气管呼吸音。消散期可闻及湿啰音。心率增快,有时心律不齐。重症患者有肠胀气,上腹部压痛多与炎症累及膈胸膜有关。重症感染时可伴休克、急性呼吸窘迫综合征及神经精神症状,表现为神志模糊、烦躁、呼吸困难、嗜睡、谵妄、昏迷等。累及脑膜时有颈抵抗及出现病理性反射。

本病自然病程大致1～2周。发病5～10天,体温可自行骤降或逐渐消退;使用有效的抗菌药物后可使体温在1～3天内恢复正常。患者的其他症状与体征亦随之逐渐消失。

(3)并发症:肺炎链球菌肺炎的并发症近年来已很少见。严重败血症或毒血症患者易发生感染性休克,尤其是老年人。表现为血压降低、四肢厥冷、多汗、发绀、心动过速、心律失常等,而高热、胸痛、咳嗽等症状并不突出。其他并发症有胸膜炎、脓胸、心包炎、脑膜炎和关节炎等。

3.实验室及其他检查

(1)血常规检查:血白细胞计数为(10～20)$\times 10^9$/L,中性粒细胞多在80%以上,并有核左移,细胞内可见中毒颗粒。年老体弱、酗酒、免疫功能低下者的白细胞计数可不增高,但中性粒细胞的百分比仍增高。

(2)痰直接涂片做革兰氏染色及荚膜染色镜检:发现典型的革兰氏染色阳性、带荚膜的双球菌或链球菌,即可初步做出病原诊断。

(3)痰培养:24～48小时可以确定病原体。痰标本送检应注意器皿洁净无菌,在抗菌药物应用之前漱口后采集,取深部咳出的脓性或铁锈色痰。

(4)聚合酶链反应(PCR)检测及荧光标记抗体检测:可提高病原学诊断率。

(5)血培养:10%～20%的患者合并菌血症,故重症肺炎应做血培养。

(6)细菌培养:如合并胸腔积液,应积极抽取积液进行细菌培养。

(7)X线检查:早期仅见肺纹理增粗,或受累的肺段、肺叶稍模糊。随着病情进展,肺泡内充满炎性渗出物,表现为大片炎症浸润阴影或实变影,在实变阴影中可见支气管充气征,肋膈角可有少量胸腔积液。在消散期,X线显示炎性浸润逐渐吸收,可有片状区域吸收较快,呈现"假空洞"征,多数病例在起病3～4周才完全消散。老年患者肺炎病灶消散较慢,容易出现吸收不完全而成为机化性肺炎。

4.心理-社会评估

肺炎起病多急骤，短期内病情严重，加之高热和全身中毒症状明显，患者及家属常深感不安。当出现严重并发症时，患者会表现出忧虑和恐惧。

(二)主要护理诊断及医护合作性问题

1.体温过高

体温过高与肺部感染有关。

2.气体交换受损

气体交换受损与肺部炎症、痰液黏稠等引起呼吸面积减少有关。

3.清理呼吸道无效

清理呼吸道无效与胸痛、气管、支气管分泌物增多、黏稠及疲乏有关。

4.疼痛

胸痛与肺部炎症累及胸膜有关。

5.潜在并发症

感染性休克。

(三)护理目标

体温恢复正常范围；患者呼吸平稳，发绀消失；症状减轻呼吸道通畅；疼痛减轻，感染控制未发生休克。

(四)护理措施

1.一般护理

(1)休息与环境：保持室内空气清新，病室保持适宜的温、湿度，环境安静、清洁、舒适。限制患者活动，限制探视，避免因谈话过多影响体力。要集中安排治疗和护理活动，保证足够的休息，减少氧耗量，缓解头痛、肌肉酸痛、胸痛等症状。

(2)体位：协助或指导患者采取合适的体位。对有意识障碍患者，如病情允许可取半卧位，增加肺通气量；或侧卧位，以预防或减少分泌物吸入肺内。为促进肺扩张，每 2 小时变换体位 1 次，减少分泌物淤积在肺部而引起并发症。

(3)饮食与补充水分：给予高热量、高蛋白质、高维生素、易消化的流质或半流质饮食，以补充高热引起的营养物质消耗。宜少食多餐，避免压迫膈肌。若有明显麻痹性肠梗阻或胃扩张，应暂时禁食，遵医嘱给予胃肠减压，直至肠蠕动恢复。鼓励患者多饮水(1～2 L/d)，来补充发热、出汗和呼吸急促所丢失的水分，并利于痰液排出。轻症者无须静脉补液，脱水严重者可遵医嘱补液，补液有利于加快毒素排泄和热量散发，尤其是食欲差或不能进食者。心脏病或老年人应注意补液速度，过快过多易导致急性肺水肿。

2.病情观察

监测患者神志、体温、呼吸、脉搏、血压和尿量，并做好记录。尤其应注意密切观察体温的变化。观察有无呼吸困难及发绀，及时适宜给氧。重点观察儿童、老年人、久病体弱者的病情变化，注意是否伴有感染性休克的表现。观察痰液颜色、性状和量，如肺炎球菌肺炎呈铁锈色，葡萄球菌肺炎呈粉红色乳状，厌氧菌感染者痰液多有恶臭等。

3.对症护理

(1)高热的护理。

(2)咳嗽、咳痰的护理：协助和鼓励患者有效咳嗽、排痰，及时清除口腔和呼吸道内痰液、呕吐物。痰液黏稠不易咳出时，在病情允许情况下可扶患者坐起，给予拍背，协助咳痰，遵医嘱应用祛痰药及超声雾化吸入，稀释痰液，促进痰的排出。必要时吸痰，预防窒息。吸痰前，注意告知病情。

(3)气急发绀的护理：监测动脉血气分析值，给予吸氧，提高血氧饱和度，改善发绀，增加患者的舒适度。氧流量一般为每分钟 4～6 L，若为 COPD 患者，应给予低流量低浓度持续吸氧。注意观察患者呼吸频率、节律、深度等变化，皮肤色泽和意识状态有无改变，如果病情恶化，准备气管插管和呼吸机辅助通气。

(4)胸痛的护理：维持患者舒适的体位。患者胸痛时，常随呼吸、咳嗽加重，可采取患侧卧位，在咳嗽时可用枕头等物夹紧胸部，必要时用宽胶布固定胸廓，以降低胸廓活动度，减轻疼痛。疼痛剧烈者，遵医嘱应用镇痛、止咳药，缓解疼痛和改善肺通气，如口服可待因。此外可用物理止痛和中药止痛擦剂。物理止痛，如按摩、针灸、经皮肤电刺激止痛穴位或局部冷敷等，可降低疼痛的敏感性。中药经皮肤吸收，无创伤，且发挥药效快，对轻度疼痛效果好。中药止痛擦剂具有操作简便、安全，毒副作用小，无药物依赖现象等优点。

(5)其他：鼓励患者经常漱口，做好口腔护理。口唇疱疹者局部涂液体石蜡或抗病毒软膏，防止继发感染。烦躁不安、谵妄、失眠者酌情使用地西泮或水合氯醛，禁用抑制呼吸的镇静药。

4.感染性休克的护理

(1)观察休克的征象：密切观察生命体征、实验室检查和病情的变化。发现患者神志模糊、烦躁、发绀、四肢湿冷、脉搏细数、脉压变小、呼吸浅快、面色苍白、尿量减少(每小时少于 30 mL)等休克早期症状时，及时报告医师，采取救治措施。

(2)环境与体位:应将感染性休克的患者安置在重症监护室,注意保暖和安全。取仰卧中凹位,抬高头胸部20°,抬高下肢约30°,有利于呼吸和静脉回流,增加心排血量。尽量减少搬动。

(3)吸氧:应给高流量吸氧,维持动脉氧分压在8.0 kPa(60 mmHg)以上,改善缺氧状况。

(4)补充血容量:快速建立两条静脉通路,遵医嘱给予右旋糖酐或平衡液以维持有效血容量,降低血液的黏稠度,防止弥散性血管内凝血。随时监测患者一般情况、血压、尿量、尿比重、血细胞比容等;监测中心静脉压,作为调整补液速度的指标,中心静脉压<0.5 kPa(5 cmH_2O)可放心输液,达到1.0 kPa(10 cmH_2O)应慎重。以中心静脉压不超过1.0 kPa(10 cmH_2O)、尿量每小时在30 mL以上为宜。补液不宜过多过快,以免引起心力衰竭和肺水肿。若血容量已补足而24小时尿量仍<400 mL、尿比重<1.018时,应及时报告医师,注意是否合并急性肾衰竭。

(5)纠正酸中毒:有明显酸中毒可静脉滴注5%的碳酸氢钠,因其配伍禁忌较多,宜单独输入。随时监测和纠正电解质和酸碱失衡等。

(6)应用血管活性药物的护理:遵医嘱在应用血管活性药物,如多巴胺、间羟胺时,滴注过程中应注意防止液体溢出血管外,引起局部组织坏死和影响疗效。可应用输液泵单独静脉输入血管活性药物,根据血压随时调整滴速,维持收缩压在12.0~13.3 kPa(90~100 mmHg),保证重要器官的血液供应,改善微循环。

(7)对因治疗:应联合、足量应用强有力的广谱抗生素控制感染。

(8)病情转归观察:随时监测和评估患者意识、血压、脉搏、呼吸、体温、皮肤、黏膜、尿量的变化,判断病情转归。如患者神志逐渐清醒、皮肤及肢体变暖、脉搏有力、呼吸平稳规则、血压回升、尿量增多,预示病情已好转。

5.用药护理

遵医嘱及时使用有效抗感染药物,注意观察药物疗效及不良反应。

(1)抗菌药物治疗:一经诊断即应给予抗菌药物治疗,不必等待细菌培养结果。首选青霉素G,用药途径及剂量视病情轻重及有无并发症而定:对于成年轻症患者,可用240万单位/天,分3次肌内注射,或用普鲁卡因青霉素每12小时肌内注射60万单位。病情稍重者,宜用青霉素G 240万~480万单位/天,分次静脉滴注,每6~8小时1次;重症及并发脑膜炎者,可增至1 000万~3 000万单位/天,分4次静脉滴注。对青霉素过敏者或耐青霉素或多重耐药菌株感染者,可用呼吸氟喹诺酮类、头孢噻肟或头孢曲松等药物,多重耐药菌株感染者可用万古霉素、替考拉宁等。药物治疗 48～72 小时后应对病情进行评价，治疗有效表现为体温下降、症状改善、白细胞逐渐降低或恢复正常等。如用药 72 小时后病情仍无改善，需及时报告医师并作相应处理。

(2)支持疗法：患者应卧床休息，注意补充足够蛋白质、热量及维生素。密切监测病情变化，注意防止休克。剧烈胸痛者，可酌情用少量镇痛药，如可卡因 15 mg。不用阿司匹林或其他解热药，以免过度出汗、脱水及干扰真实热型，导致临床判断错误。鼓励饮水每天 1～2 L，轻症患者不需常规静脉输液，确有失水者可输液，保持尿比重在 1.020 以下，血清钠保持在 145 mmol/L 以下。中等或重症患者[PaO_2<8.0 kPa(60 mmHg)或有发绀]应给氧。若有明显麻痹性肠梗阻或胃扩张，应暂时禁食、禁饮和胃肠减压，直至肠蠕动恢复。烦躁不安、谵妄、失眠者酌情使用地西泮 5 mg 或水合氯醛 1～1.5 g，禁用抑制呼吸的镇静药。

(3)并发症的处理：经抗菌药物治疗后，高热常在 24 小时内消退，或数天内逐渐下降。若体温降而复升或 3 天后仍不降者，应考虑肺炎链球菌的肺外感染，如脓胸、心包炎或关节炎等。持续发热的其他原因尚有耐青霉素的肺炎链球菌(PRSP)或混合细菌感染、药物热或并存其他疾病。肿瘤或异物阻塞支气管时，经治疗后肺炎虽可消散，但阻塞因素未除，肺炎可再次出现。10％～20％肺炎链球菌肺炎伴发胸腔积液者，应酌情取胸液检查及培养以确定其性质。若治疗不当，约 5％并发脓胸，应积极排脓引流。

6.心理护理

患病前健康状态良好的患者会因突然患病而焦虑不安；病情严重或患有慢性基础疾病的患者则可能出现消极、悲观和恐慌的心理反应。要耐心给患者讲解疾病的有关知识，解释各种症状和不适的原因，讲解各项诊疗、护理操作目的、操作程序和配合要点，使患者清楚大部分肺炎治疗、预后良好。询问和关心患者的需要，鼓励患者说出内心感受，与患者进行有效的沟通。帮助患者祛除不良心理反应，树立治愈疾病的信心。

7.健康指导

(1)疾病知识指导：让患者及家属了解肺炎的病因和诱因，有皮肤疖、痈、伤口感染、毛囊炎、蜂窝织炎时应及时治疗。避免受凉、淋雨、酗酒和过度疲劳，特别是年老体弱和免疫功能低下者，如糖尿病、慢性肺病、慢性肝病、血液病、营养不良、艾滋病等。天气变化时随时增减衣服，预防上呼吸道感染。可注射流感或肺炎免疫疫苗，使之产生免疫力。

(2)生活指导：劝导患者要注意休息，劳逸结合，生活有规律。保证摄取足够的营养物质，适当参加体育锻炼，增强机体抗病能力。对有意识障碍、慢性病、长期卧床者，应教会家属注意帮助患者经常改变体位、翻身、拍背，协助并鼓励患者咳出痰液，有感染征象时及时就诊。

(3)出院指导：出院后需继续用药者，应指导患者遵医嘱按时服药，向患者介绍所服药物的疗效、用法、疗程、不良反应，不能自行停药或减量。教会患者观察疾病复发症状，如出现发热、咳嗽、呼吸困难等不适表现时，应及时就诊。告知患者随诊的时间及需要准备的有关资料，如X线胸片等。

(五)护理评价

患者体温恢复正常；能进行有效咳嗽，痰容易咳出，显示咳嗽次数减少或消失，痰量减少；休克发生时及时发现并给予及时的处理。

三、其他类型肺炎

(一)葡萄球菌肺炎评估

葡萄球菌肺炎是由葡萄球菌引起的急性肺部化脓性炎症。葡萄球菌的致病物质主要是毒素与酶，具有溶血、坏死、杀白细胞和致血管痉挛等作用。其致病力可用血浆凝固酶来测定，阳性者致病力较强，是化脓性感染的主要原因。但其他凝固酶阴性的葡萄球菌亦可引起感染。随着医院内感染的增多，由凝固酶阴性葡萄球菌引起的肺炎也不断增多。

医院获得性肺炎中，葡萄球菌感染占11%～25%。常发生于有糖尿病、血液病、艾滋病、肝病或慢性阻塞性肺疾病等原有基础疾病者。若治疗不及时或不当，病死率甚高。

1.临床表现

起病多急骤，寒战、高热，体温高达39～40 ℃，胸痛，咳大量脓性痰，带血丝或呈脓血状。全身肌肉和关节酸痛，精神萎靡，病情严重者可出现周围循环衰竭。院内感染者常起病隐袭，体温逐渐上升，咳少量脓痰。老年人症状可不明显。

早期可无体征，晚期可有双肺散在湿啰音。病变较大或融合时可出现肺实变体征。但体征与严重的中毒症状和呼吸道症状不平行。

2.实验室及其他检查

(1)血常规：白细胞计数及中性粒细胞显著增加，核左移，有中毒颗粒。

(2)细菌学检查：痰涂片可见大量葡萄球菌和脓细胞，血、痰培养多为阳性。

(3)X线检查：胸部X线显示短期内迅速多变的特征，肺段或肺叶实变，可形成空洞，或呈小叶状浸润，可有单个或多个液气囊腔，2～4周后完全消失，偶可遗留少许条索状阴影或肺纹理增多等。

3.治疗要点

为早期清除原发病灶，强有力的抗感染治疗，加强支持疗法，预防并发症。通常首选耐青霉素酶的半合成青霉素或头孢菌素，如苯唑西林、头孢呋辛等。对甲氧西林耐药株(MRSA)可用万古霉素、替考拉宁等治疗。疗程 2～3 周，有并发症者需 4～6 周。

(二)肺炎支原体肺炎评估

肺炎支原体肺炎是由肺炎支原体引起的呼吸道和肺部的急性炎症。常同时有咽炎、支气管炎和肺炎。肺炎支原体是介于细菌和病毒之间，兼性厌氧、能独立生活的最小微生物。健康人吸入患者咳嗽、打喷嚏时喷出的口鼻分泌物可感染，即通过呼吸道传播。病原体通常吸附宿主呼吸道纤毛上皮细胞表面，不侵入肺实质，抑制纤毛活动和破坏上皮细胞。其致病性可能与患者对病原体及其代谢产物的变态反应有关。

支原体肺炎约占非细菌性肺炎的 1/3 以上，或各种原因引起的肺炎的 10%。以秋冬季发病较多，可散发或小流行，患者以儿童和青年人居多，婴儿间质性肺炎亦应考虑本病的可能。

1.临床表现

通常起病缓慢，潜伏期 2～3 周，症状主要为乏力、咽痛、头痛、咳嗽、发热、食欲缺乏、肌肉酸痛等。多为刺激性咳嗽，咳少量黏液痰，发热可持续 2～3 周，体温恢复正常后可仍有咳嗽。偶伴有胸骨后疼痛。

可见咽部充血、颈部淋巴结肿大等体征。肺部可无明显体征，与肺部病变的严重程度不相称。

2.实验室及其他检查

(1)血常规：血白细胞计数正常或略增高，以中性粒细胞为主。

(2)免疫学检查：起病 2 周后，约 2/3 的患者冷凝集试验阳性，滴度效价大于 1∶32，尤以滴度逐渐升高更有价值。约半数患者对链球菌 MG 凝集试验阳性。还可评估肺炎支原体直接检测、支原体 IgM 抗体、免疫印迹法和聚合酶链反应(PCR)等检查结果。

(3)X 线检查：肺部可呈多种形态的浸润影，呈节段性分布，以肺下野为多见，有的从肺门附近向外伸展。3～4 周后病变可自行消失。

3.治疗要点

肺炎支原体肺炎首选大环内酯类抗生素，如红霉素。疗程一般为2～3周。

(三)病毒性肺炎评估

病毒性肺炎评估是由上呼吸道病毒感染，向下蔓延所致的肺部炎症。常见病毒为甲、乙型流感病毒、腺病毒、副流感病毒、呼吸道合胞病毒和冠状病毒等。患者可同时受一种以上病毒感染，气道防御功能降低，常继发细菌感染。病毒性肺炎为吸入性感染，常有气管-支气管炎。呼吸道病毒通过飞沫与直接接触而迅速传播，可暴发或散发流行。

病毒性肺炎约占需住院的社区获得性肺炎的8%，大多发生于冬春季节。密切接触的人群或有心肺疾病者、老年人等易受感染。

1.临床表现

一般临床症状较轻，与支原体肺炎症状相似。起病较急，发热、头痛、全身酸痛、乏力等较突出。有咳嗽、少痰或白色黏液痰、咽痛等症状。老年人或免疫功能受损的重症患者，可表现为呼吸困难、发绀、嗜睡、精神萎靡，甚至并发休克、心力衰竭和呼吸衰竭，严重者可发生急性呼吸窘迫综合征。

本病常无显著的胸部体征，病情严重者有呼吸浅速、心率增快、发绀、肺部干湿性啰音。

2.实验室及其他检查

(1)血常规：白细胞计数正常、略增高或偏低。

(2)病原体检查：呼吸道分泌物中细胞核内的包涵体可提示病毒感染，但并非一定来自肺部。需进一步评估下呼吸道分泌物或肺活检标本培养是否分离出病毒。

(3)X线检查：可见肺纹理增多，小片状或广泛浸润。病情严重者，显示双肺呈弥漫性结节浸润，而大叶实变及胸腔积液者不多见。

3.治疗要点

病毒性肺炎以对症治疗为主，板蓝根、黄芪、金银花、连翘等中药有一定的抗病毒作用。对某些重症病毒性肺炎应采用抗病毒药物，如选用利巴韦林、阿昔洛韦等。

(四)真菌性肺炎评估

肺部真菌感染是最常见的深部真菌病。真菌感染的发生是机体与真菌相互作用的结果，最终取决于真菌的致病性、机体的免疫状态及环境条件对机体与真菌之间关系的影响。广谱抗生素、糖皮质激素、细胞毒药物及免疫抑制剂的广泛使用，人类免疫缺陷病毒(HIV)感染和艾滋病增多使肺部真菌感染的机会增加。

真菌多在土壤中生长，孢子飞扬于空气中，极易被人体吸入而引起肺真菌感染(外源性)；或使机体致敏。引起表现为支气管哮喘的过敏性肺泡炎。有些真菌为寄生菌，如念珠菌和放线菌，当机体免疫力降低时可引起感染。静脉营养疗法的中心静脉插管如留置时间过长。白念珠菌能在高浓度葡萄糖中生长，引起念珠菌感染中毒症。空气中到处有曲霉属孢子，在秋冬及阴雨季节。储藏的谷草发热霉变时更多。若大量吸入可能引起急性气管-支气管炎或肺炎。

1.临床表现

真菌性肺炎多继发于长期应用抗生素、糖皮质激素、免疫抑制剂、细胞毒性药物或因长期留置导管、插管等诱发，其症状和体征无特征性变化。

2.实验室及其他检查

(1)真菌培养：其形态学辨认有助于早期诊断。

(2)X线检查：可表现为支气管肺炎、大叶性肺炎、弥漫性小结节及肿块状阴影和空洞。

3.治疗要点

真菌性肺炎目前尚无理想的药物，两性霉素B对多数肺部真菌仍为有效药物，但由于其不良反应较多，使其应用受到限制。其他药物尚有氟胞嘧啶、米康唑、酮康唑、制霉菌素等也可选用。

(五)重症肺炎评估

目前重症肺炎还没有普遍认同的标准，各国诊断标准不一，但都注重肺部病变的范围、器官灌注和氧合状态。我国制定的重症肺炎标准为：①意识障碍；②呼吸频率>30次/分钟；③PaO_2<8.0 kPa(60 mmHg)，PO_2/FiO_2<300，需行机械通气治疗；④血压<12.0/8.0 kPa (90/60 mmHg)；⑤胸片显示双侧或多肺叶受累，或入院48小时内病变扩大≥50%；⑥少尿：尿量每小时<20 mL，或每4小时<80 mL，或急性肾衰竭需要透析治疗。

第三章 心内科护理

第一节 心 绞 痛

心绞痛是冠状动脉供血不足，心肌急剧的、暂时的缺血与缺氧所引起的临床综合征。其特点为阵发性的前胸压榨性疼痛感觉，主要位于胸骨后部，可放射至心前区和左上肢，常发生于劳动或情绪激动时，持续数分钟，休息或用硝酸酯制剂后消失。

一、病因和发病机制

本病多见于男性，多数患者在 40 岁以上，劳累、情绪激动、饱食、受寒、阴雨天气、急性循环衰竭等为常见诱因。除冠状动脉粥样硬化外，本病还可由主动脉瓣狭窄或关闭不全、梅毒性主动脉炎、原发性肥厚型心肌病、先天性冠状动脉畸形、风湿性冠状动脉炎等引起。

对心脏予以机械性刺激并不引起疼痛，但心肌缺血与缺氧则引起疼痛。当冠状动脉的供血与心肌的需血之间发生矛盾，冠状动脉血流量不能满足心肌代谢的需要，引起心肌急剧的、暂时的缺血与缺氧时，即产生心绞痛。

心肌耗氧的多少由心肌张力、心肌收缩强度和心率所决定。心肌张力＝左室收缩压(动脉收缩压)×心室半径。心肌收缩强度和心室半径经常不变，因此常用“心率×收缩压”(即二重乘积)作为估计心肌氧耗的指标。心肌能量的产生要求大量的氧供，心肌细胞摄取血液氧含量的65％～75％，而身体其他组织则仅摄取 10％～25％，因此心肌平时对血液中氧的吸收已接近于最大量，氧需要增加时已难以从血液中更多地摄取氧，只能依靠增加冠状动脉的血流量来提供。在正常情况下，冠状循环有很大的储备力，其血流量可增加到休息时的 6～7 倍。缺氧时，冠状动脉也扩张，能使其流量增加 4～5 倍。动脉粥样硬化而致冠状动脉狭窄或部分分支闭塞时，其扩张性减弱，血流量减少，且对心肌的供血量相对地比较稳定。心肌的血液供给如减低到尚能应付心脏平时的需要，则休息时可无症状。一旦心脏负荷突然增加，如劳累、激动、左心衰竭等，使心肌张力增加（心腔容积增加、心室舒张末期压力增高）、心肌收缩力增加（收缩压增高、心室压力曲线量大压力随时间变化率增加）和心率增快等而致心肌氧耗量增加时，心肌对血液的需求增加；或当冠状动脉发生痉挛（如吸烟过度或神经体液调节障碍）时，冠状动脉血流量进一步减少；或在突然发生循环血流量减少的情况下（如休克、极度心动过速等），心肌血液供求之间的矛盾加深，心肌血液供给不足，遂引起心绞痛。严重贫血的患者，在心肌供血量虽未减少的情况下，可由于红细胞减少，血液携氧量不足而引起心绞痛。

在多数情况下，劳累诱发的心绞痛常在同一“心率×收缩压”值的水平上发生。

产生疼痛的直接因素，可能是在缺血缺氧的情况下，心肌内积聚过多的代谢产物，如乳酸、丙酮酸、磷酸等酸性物质；或类似激肽的多肽类物质，刺激心脏内自主神经的传入纤维末梢，经第1～5胸交感神经节和相应的脊髓段，传至大脑，产生疼痛的感觉。这种痛觉反应在与自主神经进入水平相同脊髓的脊神经所分布的皮肤区域，即胸骨后及两臂的前内侧与小指，尤其是在左侧，而多不在心脏解剖位置处。有人认为，在缺血区内富有神经供应的冠状血管的异常牵拉和收缩，可以直接产生疼痛冲动。

病理解剖检查显示心绞痛的患者，至少有一支冠状动脉的主支管腔显著狭窄达横切面的75%以上。有侧支循环形成者，则冠状动脉的主支有更严重的阻塞才会发生心绞痛。另一方面，冠状动脉造影发现5%～10%的心绞痛患者，其冠状动脉的主要分支无明显病变，提示这些患者的心肌血供和氧供不足，可能是冠状动脉痉挛、冠状循环的小动脉病变、血红蛋白和氧的离解异常、交感神经过度活动、儿茶酚胺分泌过多或心肌代谢异常等所致。

患者在心绞痛发作之前，常有血压增高、心率增快、肺动脉压增高和肺毛细血管压增高的变化，反映心脏和肺的顺应性减低，发作时可有左心室收缩力和收缩速度降低、喷血速度减慢、左心室收缩压下降、心搏量和心排血量降低、左心室舒张末期压和血容量增加等左心衰竭的病理生理变化。左心室壁可呈收缩不协调或部分心室壁有收缩减弱的现象。

二、临床表现

(一)症状

1.典型发作

突然发生的胸骨后上、中段可波及心前区压榨性、闷胀性或窒息性疼痛，可放射至左肩、左上肢前内侧及无名指和小指。重者有濒死的恐惧感和冷汗，往往迫使患者停止活动。疼痛历时1～5分钟，很少超过15分钟，休息或含化硝酸甘油多在1～2分钟内(很少超过5分钟)缓解。

2.不典型发作

(1)疼痛部位可出现在上腹部、颈部、下颌、左肩胛部或右前胸、左大腿内侧等。

(2)疼痛轻微或无疼痛，而出现胸部闷感、胸骨后烧灼感等，称心绞痛的相当症状。上述症状亦应为发作型，休息或含化硝酸甘油可缓解。

心前区刺痛，手指能明确指出疼痛部位，以及持续性疼痛或胸闷，多不是心绞痛。

(二)体征

平时一般无异常体征。心绞痛发作时可出现心率增快、血压增高、表情焦虑、出汗，有时出现第四或第三心音奔马律，可有暂时性心尖区收缩期杂音(乳头肌功能不全)。

(三)心绞痛严重程度的分级

根据加拿大心血管学会分类分为四级。

(1)Ⅰ级：一般体力活动(如步行和登楼)不受限，仅在强、快或长时间劳力时发生心绞痛。

(2)Ⅱ级：一般体力活动轻度受限。快步、饭后、寒冷或刮风中、精神应激或醒后数小时内步行或登楼；步行两个街区以上、登楼一层以上和爬山，均引起心绞痛。

(3)Ⅲ级：一般体力活动明显受限，步行1～2个街区，登楼一层引起心绞痛。

(4)Ⅳ级：一切体力活动都引起不适，静息时可发生心绞痛。

三、分型

(一)劳累性心绞痛

由活动和其他可引起心肌耗氧增加的情况下而诱发。

1.稳定型劳累性心绞痛特点

(1)病程>1个月。

(2)胸痛发作与心肌耗氧量增加多有固定关系,即心绞痛阈值相对不变。

(3)诱发心绞痛的劳力强度相对固定,并可重复。

(4)胸痛发作在劳力当时,被迫停止活动,症状可缓解。

(5)心电图运动试验多呈阳性。

此型冠脉固定狭窄度超过管径70%,多支病变居多,冠脉动力性阻塞多不明显,粥样斑块无急剧增大或破裂出血,故临床病情较稳定。

2.初发型劳力性心绞痛特点

(1)病程<1个月。

(2)年龄较轻。

(3)男性居多。

(4)临床症状差异大。①轻型:中等度劳力时偶发。②重型:轻微用力或休息时频发;梗死前心绞痛为回顾性诊断。

此型单支冠脉病变多,侧支循环少,因冠脉痉挛或粥样硬化进展迅速,斑块破裂出血,血小板聚集,甚至有血栓形成,导致病情不稳定。

3.恶化型劳累性心绞痛特点

(1)心绞痛发作次数、持续时间、疼痛程度在短期内突然加重。

(2)活动耐量较以前明显降低。

(3)日常生活中轻微活动均可诱发,甚至安静睡眠时也可发作。

(4)休息或用硝酸甘油对缓解疼痛作用差。

(5)发作时心电图有明显的缺血性ST-T改变。

(6)血清心肌酶正常。

此型多属多支冠脉严重粥样硬化,并存在左主干病变,病情突然恶化可能因斑块脂质浸润急剧增大或破裂或出血,血小板凝聚血栓形成,使狭窄管腔更堵塞,至活动耐量减低。

(二)自发性心绞痛

心绞痛发作与心肌耗氧量增加无明显关系,而与冠状血流储备量减少有关,可单独发生或与劳累性心绞痛并存。与劳累性心绞痛相比,疼痛持续时间一般较长,程度较重,且不易为硝酸甘油所缓解。

1.卧位型心绞痛特点

(1)有较长的劳累性心绞痛史。

(2)平卧时发作,多在午夜前,即入睡1～2小时内发作。

(3)发作时需坐起甚至需站立。

(4)疼痛较剧烈,持续时间较长。

(5)发作时ST段下降显著。

(6)预后差,可发展为急性心肌梗死或发生严重心律失常而死亡。

此型发生机制尚有争论,可能与夜梦、夜间血压降低或发生未被察觉的左心室衰竭,以致狭窄的冠状动脉远端心肌灌注不足;或平卧时静脉回流增加,心脏工作量增加,需氧增加等有关。

2.变异型心绞痛特点

(1)发病年龄较轻。

(2)发作与劳累或情绪多无关。

(3)易于午夜到凌晨时发作。

(4)几乎在同一时刻呈周期性发作。

(5)疼痛较重,历时较长。

(6)发作时心电图示有关导联的ST段抬高,与之相对应的导联则ST段可压低。

(7)含化硝酸甘油可使疼痛迅速缓解,抬高的ST段随之恢复。

(8)血清心肌酶正常。

本型心绞痛是由于在冠状动脉狭窄的基础上,该支血管发生痉挛,引起一片心肌缺血所致。冠状动脉造影正常的患者,也可由于该动脉痉挛而引起。冠状动脉痉挛可能与α肾上腺素能受体受到刺激有关,患者迟早会发生心心肌梗死。

3.中间综合征

中间综合征亦称急性冠状动脉功能不全特点。

(1)心绞痛发作持续时间长,可达30分钟至1小时以上。

(2)常在休息或睡眠中发作。

(3)心电图、放射性核素和血清学检查无心肌坏死的表现。本型心绞痛其性质介于心绞痛与心肌梗死之间,常是心肌梗死的前奏。

4.梗死后心绞痛

梗死后心绞痛是急性心肌梗死发生后1月内(不久或数周)又出现的心绞痛。由于供血的冠状动脉阻塞发生心肌梗死,但心肌尚未完全坏死,一部分未坏死的心肌处于严重缺血状态下又发生疼痛,随时有再发生梗死的可能。

(三)混合性心绞痛

劳累性与自发性心绞痛并存,如兼有大支冠状动脉痉挛,除劳累性心绞痛外可并存变异型心绞痛,如兼有中等大冠脉收缩则劳累性心绞痛可在通常能耐受的劳动强度以下发生。

心绞痛阈值可变性大,临床表现为在当天不同时间、当年不同季节的心绞痛阈值有明显变化,如伴有 ST 段压低的心绞痛患者运动能力的昼夜变化,或一天中首次劳累性发作的心绞痛。劳累性心绞痛患者遇冷诱发及餐后发作的心绞痛多属此型。

此类心绞痛为一支或多支冠脉有临界固定狭窄病变限制了最大冠脉储备力,同时有冠脉痉挛收缩的动力性阻塞使血流减少,故心肌耗氧量增加与心肌供氧量减少两个因素均可诱发心绞痛。

近年“不稳定型心绞痛”一词在临床上被广泛应用,指介于稳定型劳累性心绞痛与急性心肌梗死和猝死之间的中间状态。它包括了除稳定型劳累性心绞痛外的上述所有类型的心绞痛,还包括冠状动脉成形术后心绞痛、冠状动脉旁路术后心绞痛等新近提出的心绞痛类型。其病理基础是在原有病变基础上发生冠状动脉内膜下出血、粥样硬化斑块破裂、血小板或纤维蛋白凝集、形成血栓、冠状动脉痉挛等。

四、辅助检查

(一)心电图

1.静息时心电图

静息时心电图约半数患者在正常范围,也可有非特异性 ST-T 异常或陈旧性心肌梗死图形,有时有房室或束支传导阻滞、期前收缩等。

2.心绞痛发作时心电图

心绞痛发作时心电图绝大多数患者可出现暂时性心肌缺血引起的 ST 段移位;ST 段水平或下斜压低≥1 mm,ST 段抬高≥2 mm(变异型心绞痛);T 波低平或倒置,平时 T 波倒置者发作时变直立(伪改善)。可出现各种心律失常。

3.心电图负荷试验

心电图负荷试验用于心电图正常或可疑时。有双倍二级梯运动试验、活动平板运动试验、蹬车试验、潘生丁试验、心房调搏和异丙肾上腺素静脉滴注试验等。

4.动态心电图

24小时持续记录以证实胸痛时有无心电图缺血改变及无痛性禁忌缺血发作。

(二)放射性核素检查

1.^{201}铊(^{201}Tl)心肌显像或兼作负荷(运动)试验

休息时铊显像所示灌注缺损主要见于心肌梗死后瘢痕部位。而缺血心肌常在心脏负荷后显示灌注缺损,并在休息后复查出现缺损区再灌注现象。近年用^{99m}Tc-MIBI作心肌灌注显像(静息或负荷)取得良好效果。

2.放射性核素心腔造影

静脉内注射焦磷酸亚锡被细胞吸附后,再注射^{99m}Tc,即可使红细胞被标记上放射性核素,得到心腔内血池显影。可测定左心室射血分数及显示室壁局部运动障碍。

(三)超声心动图

二维超声心动图可检出部分冠状动脉左主干病变,结合运动试验可观察到心室壁节段性运动异常,有助于心肌缺血的诊断,静息状态下心脏图像阴性,尚可通过负荷试验确定,近年三维、经食管、血管内和心内超声检查增加了其诊断的阳性率和准确性。

(四)心脏X线检查

无异常发现或见心影增大、肺充血等。

(五)冠状动脉造影

冠状动脉造影可直接观察冠状动脉解剖及病变程度与范围是确诊冠心病的最可靠方法。但它是一种有一定危险的有创检查,不宜作为常规诊断手段。其主要指征如下。

(1)胸痛疑似心绞痛不能确诊者。

(2)内科治疗无效的心绞痛,需明确冠状病变情况而考虑手术者。

(六)激发试验

激发试验为诊断冠脉痉挛,常用冷加压、过度换气及麦角新碱作激发试验,前两种试验较安全,但敏感性差,麦角新碱可引起冠脉剧烈收缩,仅适用于造影时冠脉正常或固定狭窄病变<50%的可疑冠脉痉挛患者。

五、诊断

根据典型的发作特点和体征,含用硝酸甘油后缓解,结合年龄和存在冠心病易患因素，除外其他原因所致的心绞痛，一般即可建立诊断。下列几方面有助于临床上判别心绞痛。

(一)性质

心绞痛应是压榨紧缩、压迫窒息、沉重闷胀性疼痛，而非刀割样尖锐痛或抓痛、短促的针刺样或触电样痛或昼夜持续的胸闷感觉。其实也并非“绞痛”。在少数患者可为烧灼感、紧张感或呼吸短促伴有咽喉或气管上方紧窄感。疼痛或不适感开始时较轻，逐渐增剧，然后逐渐消失，很少为体位改变或呼吸所影响。

(二)部位

疼痛或不适处常位于胸骨或其邻近，也可发生在上腹部至咽部之间的任何水平处，但极少在咽部以上。有时可位于左肩或左臂，偶尔也可位于右臂、下颌、下颈椎、上胸椎、左肩胛骨间或肩胛骨上区，然而位于左腋下或左胸下者很少。对于疼痛或不适感分布的范围，患者常需用整个手掌或拳头来指示，仅用一手指的指端来指示者极少。

(三)时限

时限为 1～15 分钟，多数 3～5 分钟，偶有达 30 分钟的(中间综合征除外)。疼痛持续仅数秒钟或不适感(多为闷感)持续整天或数天者均不似心绞痛。

(四)诱发因素

诱发因素以体力劳累为主，其次为情绪激动，再次为寒冷环境、进冷饮及身体其他部位的疼痛。在体力活动后而不是在体力活动的当时发生的不适感，不似心绞痛。体力活动再加情绪激动，则更易诱发，自发性心绞痛可在无任何明显诱因下发生。

(五)硝酸甘油的效应

舌下含用硝酸甘油片如有效，心绞痛应于 1～2 分钟内缓解(也有需 5 分钟的，要考虑到患者可能对时间的估计不够准确)，对卧位型的心绞痛，硝酸甘油可能无效。在评定硝酸甘油的效应时，还要注意患者所用的药物是否已经失效或接近失效。

(六)心电图

发作时心电图检查可见以 R 波为主的导联中，ST 段压低，T 波平坦或倒置(变异型心绞痛者则有关导联 ST 段抬高)，发作过后数分钟内逐渐恢复。心电图无改变的患者可考虑做负荷试验。发作不典型者，诊断要依靠观察硝酸甘油的疗效和发作时心电图的改变;如仍不能确诊,可多次复查心电图、心电图负荷试验或 24 小时动态心电图连续监测,如心电图出现阳性变化或负荷试验诱致心绞痛发作时亦可确诊。

六、鉴别诊断

(一)X 综合征

目前临床上被称为 X 综合征的有两种情况:一是 1973 年 Kemp 所提出的原因未明的心绞痛;二是 1988 年 Keaven 所提出的与胰岛素抵抗有关的代谢失常。心绞痛需与 Kemp 的 X 综合征相鉴别。X 综合征(Kemp)目前被认为是小的冠状动脉舒缩功能障碍所致,以反复发作劳累性心绞痛为主要表现,疼痛亦可在休息时发生,发作时或负荷后心电图可示心肌缺血表现、核素心肌灌注可示灌注缺损、超声心动图可示节段性室壁运动异常。但本病多见于女性,冠心病的易患因素不明显,疼痛症状不甚典型,冠状动脉造影阴性,左心室无肥厚表现,麦角新碱试验阴性,治疗反应不稳定而预后良好则与冠心病心绞痛不同。

(二)心脏神经官能症

心脏神经官能症多发于青年或更年期的女性患者,心前区刺痛或经常性胸闷,与体力活动无关,常伴心悸及叹息样呼吸,手足麻木等。过度换气或自主神经功能紊乱时可有 T 波低平或倒置,但心电图普萘洛尔试验或氯化钾试验时 T 波多能恢复正常。

(三)急性心肌梗死

本病疼痛部位与心绞痛相仿,但程度更剧烈,持续时间多在半小时以上,硝酸甘油不能缓解。常伴有休克、心律失常及心衰;心电图面向梗死部位的导联 ST 段抬高,常有异常 Q 波;血清心肌酶增高。

(四)其他心血管病

如主动脉夹层形成、主动脉窦瘤破裂、主动脉瓣病变、肥厚型心肌病和急性心包炎等。

(五)颈胸疾患

如颈椎病、胸椎病、肋软骨炎、肩关节周围炎、胸肌劳损、肋间神经痛和带状疱疹等。

(六)消化系统疾病

如食管裂孔疝、贲门痉挛、胃及十二指肠溃疡、急性胰腺炎、急性胆囊炎及胆石症等。

七、治疗

预防主要是防止动脉粥样硬化的发生和发展。治疗原则是改善冠状动脉的供血和减轻心肌的耗氧，同时治疗动脉粥样硬化。

（一）发作时的治疗

1.休息

发作时立刻休息，一般患者在停止活动后症状即可消除。

2.药物治疗

较重的发作，可使用作用快的硝酸酯制剂。这类药物除扩张冠状动脉、降低其阻力、增加其血流量外，还通过对周围血管的扩张作用，减少静脉回心血量，降低心室容量、心腔内压、心排血量和血压，减低心脏前后负荷和心肌的需氧，从而缓解心绞痛。

（1）硝酸甘油：可用 0.3～0.6 mg 片剂，置于舌下含化，使其迅速为唾液所溶解而吸收，1～2 分钟即开始起作用，约半小时后作用消失，对约 92％的患者有效，其中 76％在 3 分钟内见效。延迟见效或完全无效时提示患者并非患冠心病或患严重的冠心病，也可能所含的药物已失效或未溶解，如属后者可嘱患者轻轻嚼碎之继续含化。长期反复应用可由于产生耐药性而效力减低，停用 10 天以上，可恢复有效性。近年还有喷雾剂和胶囊制剂，能达到更迅速起效的目的。不良反应有头昏、头胀痛、头部跳动感、面红和心悸等，偶尔有血压下降，因此第一次用药时，患者宜取平卧位，必要时吸氧。

（2）硝酸异山梨酯：可用 5～10 mg，舌下含化，2～5 分钟见效，作用维持 2～3 小时。或用喷雾剂喷到口腔两侧黏膜上，每次 1.25 mg，1 分钟见效。

（3）亚硝酸异戊酯：为极易气化的液体，盛于小安瓿内，每安瓿 0.2 mL，用时以小手帕包裹敲碎，立即盖于鼻部吸入。作用快而短，在 10～15 秒内开始，几分钟即消失。本药作用与硝酸甘油相同，其降低血压的作用更明显，有引起晕厥的可能，目前多数学者不推荐使用。同类制剂还有亚硝酸辛酯。

在应用上述药物的同时，可考虑用镇静药。

（二）缓解期的治疗

缓解期的治疗宜尽量避免各种确知足以诱致发作的因素。调节饮食，特别是一次进食不应过饱，禁绝烟酒。调整日常生活与工作量；减轻精神负担；保持适当的体力活动，但以不致发生疼痛症状为度；有血脂质异常者积极调整血脂；

一般不需卧床休息。在初次发作(初发型)或发作增多、加重(恶化型)或卧位型、变异型、中间综合征、梗死后心绞痛等,疑为心肌梗死前奏的患者,应予休息一段时间。

使用作用持久的抗心绞痛药物,应防止心绞痛发作,可单独选用、交替应用或联合应用下列作用持久的药物。

1.硝酸酯制剂

(1)硝酸异山梨酯。①硝酸异山梨酯:口服后半小时起作用,持续 3~5 小时,常用量为10~20 mg/4~6 小时,初服时常有头痛反应,可将单剂改为 5 mg,以后逐渐加量。②单硝酸异山梨酯:口服后吸收完全,解离缓慢,药效达 8 小时,常用量为 20~40 mg/8~12 小时。近年倾向于应用缓释制剂减少服药次数,硝酸异山梨酯的缓释制剂 1 次口服作用持续 8 小时,可用20~60 mg/8 小时;单硝酸异山梨酯的缓释制剂用量为 50 mg,每天 1~2 次。

(2)长效硝酸甘油制剂。①硝酸甘油缓释制剂:口服后使硝酸甘油部分药物得以逃逸肝脏代谢,进入体循环而发挥其药理作用。一般服后半小时起作用,时间可长达 8~12 小时,常用剂量为2.5 mg,每天 2 次。②硝酸甘油软膏和贴片制剂:前者为 2%软膏,均匀涂于皮肤上,每次直径2~5 cm,涂药 60~90 分钟起作用,维持 4~6 小时;后者每贴含药 20 mg,贴于皮肤上后 1 小时起作用,维持12~24 小时。胸前或上臂皮肤为最合适于涂或贴药的部位。

患青光眼、颅内压增高、低血压或休克者不宜选用本类药物。

2.β 肾上腺素能受体阻滞剂(β 受体阻滞剂)

β 受体有 β_1 和 β_2 两个亚型。心肌组织中 β_1 受体占主导地位而支气管和血管平滑肌中以 β_2 受体为主。所有 β 受体阻滞剂对两型 β 受体都能抑制,但对心脏有些制剂有选择性作用。它们具有阻断拟交感胺类对心率和心收缩力受体的刺激作用,减慢心率,降低血压,减低心肌收缩力和氧耗量,从而缓解心绞痛的发作。此外,还减低运动时血流动力的反应,使在同一运动量水平上心肌耗氧量减少;使不缺血的心肌区小动脉(阻力血管)缩小,从而使更多的血液通过极度扩张的侧支循环(输送血管)流入缺血区。国外学者建议用量要大。不良反应有心室射血时间延长和心脏容积增加,这虽可能使心肌缺血加重或引起心力衰竭,但其使心肌耗氧量减少的作用远超过其不良反应。

(1)普萘洛尔:每天 3~4 次,开始时每次 10 mg,逐步增加剂量,达每天 80~200 mg;其缓释制剂用 160 mg,1 次/天。

(2)氧烯洛尔:每天 3~4 次,每次 20~40 mg。

(3)阿普洛尔:每天2～3次,每次25～50 mg。

(4)吲哚洛尔:每天3～4次,每次5 mg,逐步增至60 mg/d。

(5)索他洛尔:每天2～3次,每次20 mg,逐步增至200 mg/d。

(6)美托洛尔:每天2次,每次25～100 mg;其缓释制剂用200 mg,1次/天。

(7)阿替洛尔:每天2次,每次12.5～75 mg。

(8)醋丁洛尔:每天200～400 mg,分2～3次服。

(9)纳多洛尔:每天1次,每次40～80 mg。

(10)噻吗洛尔:每天2次,每次5～15 mg。

本类药物有引起心动过缓、降低血压、抑制心肌收缩力、引起支气管痉挛等作用,长期应用有些可以引起血脂增高,故选用药物时和用药过程中要加以注意和观察。新的一代制剂中赛利洛尔具有心脏选择性β_1受体阻滞作用,同时部分的激动β_2受体。其减缓心率的作用较轻,甚至可使夜间心率增快;有轻度兴奋心脏的作用;有轻度扩张支气管平滑肌的作用;使血胆固醇、低密度脂蛋白和甘油三酯降低而高密度脂蛋白胆固醇增高;使纤维蛋白降低而纤维蛋白原增高;长期应用对血糖无影响,因而更适用于老年冠心患者。剂量为200～400 mg,每天1次。我国患者对降受体阻滞剂的耐受性较差宜用低剂量。

β受体阻滞剂可与硝酸酯合用,但要注意:①β受体阻滞剂可与硝酸酯有协同作用,因而剂量应偏小,开始剂量尤其要注意减小,以免引起直立性低血压等不良反应。②停用β受体阻滞剂时应逐步减量,如突然停用有诱发心肌梗死的可能。③心功能不全,支气管哮喘及心动过缓者不宜用。由于其有减慢心律的不良反应,因而限制了剂量的加大。

3.钙通道阻滞剂亦称钙拮抗剂

此类药物抑制钙离子进入细胞内,也抑制心肌细胞兴奋,收缩耦联中钙离子的利用。因而抑制心肌收缩,减少心肌耗氧;扩张冠状动脉,解除冠状动脉痉挛,改善心内膜下心肌的血供;扩张周围血管,降低动脉压,减轻心脏负荷;还降低血液黏度,抗血小板聚集,改善心肌的微循环。

(1)苯烷胺衍生物。最常用的是维拉帕米80～120 mg,每天3次;其缓释制剂240～480 mg,每天1次。不良反应有头晕、恶心、呕吐、便秘、心动过缓、PR间期延长和血压下降等。

(2)二氢吡啶衍生物:①硝苯地平:10～20 mg,每4～8小时1次口服;舌下含用3～5分钟后起效;其缓释制剂用量为20～40 mg,每天1～2次。②氨氯地平:5～10 mg,每天1次。③尼卡地平:10～30 mg,每天3～4次。④尼索地平:10～

20 mg,每天2～3 次。⑤非洛地平:5～20 mg,每天 1 次。⑥伊拉地平:2.5～10 mg,每 12 小时 1 次。本类药物的不良反应有头痛、头晕、乏力、面部潮红、血压下降、心率增快、下肢水肿等,也可有胃肠道反应。

(3)苯噻氮唑衍生物:最常用的是地尔硫䓬,30～90 mg,每天 3 次,其缓释制剂用量为 45～90 mg,每天 2 次。不良反应有头痛、头晕、皮肤潮红、下肢水肿、心率减慢、血压下降、胃肠道不适等。

以钙通道阻滞剂治疗变异型心绞痛的疗效最好。本类药可与硝酸酯同服,其中二氢吡啶衍生物类如硝苯地平尚可与 β 阻滞剂同服,但维拉帕米和地尔硫䓬与 β 阻滞剂合用时则有过度抑制心脏的危险。停用本类药时也宜逐渐减量然后停服,以免发生冠状动脉痉挛。

4.冠状动脉扩张剂

冠状动脉扩张剂为能扩张冠状动脉的血管扩张剂,从理论上说将能增加冠状动脉的血流,改善心肌的血供,缓解心绞痛。但由于冠心病时冠状动脉病变情况复杂,有些血管扩张剂如双嘧达莫,可能扩张无病变或轻度病变的动脉较扩张重度病变的动脉远为显著,减少侧支循环的血流量,引起所谓"冠状动脉窃血",增加了正常心肌的供血量,使缺血心肌的供血量反而更减少,因而不再用于治疗心绞痛。目前仍用的有以下几种。

(1)吗多明:1～2 mg,每天 2～3 次,不良反应有头痛、面红、胃肠道不适等。

(2)胺碘酮:100～200 mg,每天 3 次,也用于治疗快速心律失常,不良反应有胃肠道不适、药疹、角膜色素沉着、心动过缓、甲状腺功能障碍等。

(3)乙氧黄酮:30～60 mg,每天 2～3 次。

(4)卡波罗孟:75～150 mg,每天 3 次。

(5)奥昔非君:8～16 mg,每天 3～4 次。

(6)氨茶碱:100～200 mg,每天 3～4 次。

(7)罂粟碱:30～60 mg,每天 3 次等。

八、护理

(一)护理评估

1.病史

询问有无高血压、高脂血症、吸烟、糖尿病和肥胖等危险因素,以及劳累、情绪激动、饱食、寒冷、吸烟、心动过速和休克等诱因。

2.身体状况

身体状况主要评估胸痛的特征,包括诱因、部位、性质、持续时间、缓解方式及心理感受等。典型心绞痛的特征为：①发作在劳力等诱因的当时。②疼痛部位在胸骨体上段或中段之后，可波及心前区约手掌大小范围，甚至横贯前胸，界限不很清楚，常放射至左肩臂内侧达无名指和小指，或至颈、咽、下颌部。③疼痛性质为压迫、紧缩性闷痛或烧灼感，偶伴濒死感，迫使患者立即停止原来的活动，直至症状缓解。④疼痛一般持续3～5 分钟，经休息或舌下含化硝酸甘油，几分钟内缓解，可数天或数周发作 1 次，或一日发作多次。⑤发作时多有紧张或恐惧，发作后有焦虑、多梦。

发作时体检常有心率加快、血压升高、面色苍白、冷汗，部分患者有暂时性心尖部收缩期杂音、舒张期奔马律、交替脉。

3.实验室及其他检查

(1)心电图检查：主要是在 R 波为主的导联上，ST 段压低，T 波平坦或倒置等。

(2)心电图负荷试验：通过增加心脏负荷及心肌氧耗量，激发心肌缺血性 ST-T 改变，有助于临床诊断和疗效评定等。常用的方法有：饱餐试验、双倍阶梯运动试验及次极量运动试验(蹬车运动试验、活动平板运动试验)等。

(3)动态心电图：可以连续 24 小时记录心电图，观察缺血时的 ST-T 改变，有助于诊断、观察药物治疗效果及有无心律失常。

(4)超声波检查：二维超声显示：左主冠状动脉及分支管腔可能变窄，管壁不规则增厚及回声增强。心绞痛发作时或运动后局部心肌运动幅度减低或无运动及心功能减低。超声多普勒于二尖瓣上取样，可测出舒张早期血液速度减低，舒张末期流速增加，表示舒张早期心肌顺应性减低。

(5)X 射线检查：冠心病患者在合并有高血压病或心功能不全时，可有心影扩大、主动脉弓屈曲延长；心衰重时，可合并肺充血改变；有陈旧心肌梗死合并室壁瘤时，X 射线下可见心室反向搏动(记波摄影)。

(6)放射性核素检查：静脉注射^{201}铊，心肌缺血区不显像。^{201}铊运动试验以运动诱发心肌缺血，可使休息时无异常表现的冠心病患者呈现不显像的缺血区。

(7)冠状动脉造影：可发现中动脉粥样硬化引起的狭窄性病变及其确切部位、范围和程度，并能估计狭窄处远端的管腔情况。

(二)护理目标

(1)患者主诉疼痛次数减少，程度减轻。

(2)患者能够掌握活动规律并保持最佳活动水平，表现为活动后不出现心律失常和缺氧表现。心率、血压、呼吸维持在预定范围。

(3)患者能够运用有效的应对机制减轻或控制焦虑。

(4)患者能了解本病防治常识,说出所服用药物的名称、用法、作用和不良反应。

(5)无并发症发生。

(三)护理措施

1.一般护理

(1)患者应卧床休息,嘱患者避免突然用力的动作,饭后不宜进行体力活动,防止精神紧张、情绪激动、受寒、饱餐及吸烟酗酒,宜少量多餐,用清淡饮食,不宜进含动物脂肪及高胆固醇的食物。

对有恐惧和焦虑心理的患者,应向患者解释冠心病的性质,只要注意生活保健,坚持治疗,可以防止病情的发展;对情绪不稳者,可适当应用镇静剂。

(2)保持大小便通畅,做好皮肤及口腔的护理。

2.病情观察与护理

(1)不稳定型心绞痛患者应放监护室予以监护,密切观察病情和心电图变化,观察胸痛持续的时间、次数,并注意观察硝酸盐类等药物的不良反应。发现异常,及时报告医师,并协助相应的处理。

(2)患者心绞痛发作时,嘱其安静卧床休息,做心电图检查观察其 ST-T 的改变,并给予舌下含化硝酸甘油 0.6 mg,吸氧。对有频繁发作的心绞痛或属自发型心绞痛的患者,需提高警惕,用心电监护观察有无发展为心肌梗死。如有上述变化,应及时报告医师。

(四)健康教育

(1)患者及家属讲解有关疾病的病因及诱发因素,防止过度脑力劳动,适当参加体力活动;合理搭配饮食结构;肥胖者需限制饮食;戒烟酒。积极防治高血压、高脂血症和糖尿病。有上述疾病家族史的青年,应早期注意血压及血脂变化,争取早期发现,及时治疗。

(2)心绞痛症状控制后,应坚持服药治疗。避免导致心绞痛发作的诱因。对不经常发作者,需鼓励做适当的体育锻炼如散步、打太极拳等,这样有利于冠状动脉侧支循环的建立。随身携带硝酸甘油片或亚硝酸异戊酯等药物,以备心绞痛发作时自用。

(3)出院时指导患者根据病情调整饮食结构,坚持医师、护士建议的合理化饮食。教会家属正确测量血压、脉搏、体温的方法。教会患者及家属识别与自身有关的诱发因素，如吸烟，情绪激动等。

(4)出院带药，给患者提供有关的书面材料，指导患者正确用药。

(5)教会患者门诊随访知识。

第二节 急性心肌梗死

急性心肌梗死(AMI)是急性心肌缺血性坏死。是在冠状动脉病变的基础上，发生冠状动脉血供急剧减少或中断，使相应的心肌严重而持久地急性缺血所致。原因通常是在冠状动脉粥样硬化病变的基础上继发血栓形成所致。非动脉粥样硬化所导致的心肌梗死可由感染性心内膜炎、血栓脱落、主动脉夹层形成、动脉炎等引起。

一、病因和发病机制

急性心肌梗死绝大多数(90%以上)是由于冠状动脉粥样硬化所致。由于冠状动脉有弥漫而广泛的粥样硬化病变，使管腔有>75%的狭窄。侧支循环尚未充分建立。一旦由于管腔内血栓形成、劳力、情绪激动、休克、外科手术或血压剧升等诱因而导致血供进一步急剧减少或中断，使心肌严重而持久急性缺血达1小时以上，即可发生心肌梗死。

冠状动脉闭塞后约半小时，心肌开始坏死，1小时后心肌凝固性坏死，心肌间质充血、水肿、炎性细胞浸润。以后坏死心肌逐渐溶解，形成肌溶灶，随后渐有肉芽组织形成，坏死组织约有1～2周后开始吸收，逐渐纤维化，在6～8周形成瘢痕而愈合，即为陈旧性心肌梗死。坏死心肌波及心包可引起心包炎。心肌全层坏死，可产生心室壁破裂，游离壁破裂或室间隔穿孔，也可引起乳头肌断裂。若仅有心内膜下心肌坏死，在心室腔压力的冲击下，外膜下层向外膨出，形成室壁膨胀瘤，造成室壁运动障碍甚至矛盾运动，严重影响左心室射血功能。冠状动脉可有一支或几支闭塞而引起所供血区部位的梗死。

急性心肌梗死时，心脏收缩力减弱，顺应性减低，心肌收缩不协调，心排出量下降，严重时发生泵衰竭、心源性休克及各种心律失常，病死率高。

二、病理生理

主要出现左心室舒张和收缩功能障碍的一些血流动力学变化，其严重度和持续时间取决于梗死的部位、程度和范围。心脏收缩力减弱、顺应性减低、心肌收缩不协调，左心室压力曲线最大上升速度(dp/dt)减低，左心室舒张末期压增高、舒张和收缩末期容量增多。射血分数减低，心搏量和心排血量下降，心率增快或有心律失常，血压下降，静脉血氧含量降低。心室重构出现心壁厚度改变、心脏扩大和心力衰竭(先左心衰竭然后全心衰竭)，可发生心源性休克。右心室梗死在心肌梗死患者中少见，其主要病理生理改变是右心衰竭的血流动力学变化，右心房压力增高，高于左心室舒张末期压，心排血量减低，血压下降。

急性心肌梗死引起的心力衰竭称为泵衰竭，按 Killip 分级法可分为：Ⅰ级尚无明显心力衰竭；Ⅱ级有左心衰竭；Ⅲ级有急性肺水肿；Ⅳ级有心源性休克等不同程度或阶段的血流动力学变化。心源性休克是泵衰竭的严重阶段。但如兼有肺水肿和心源性休克则情况最严重。

三、临床表现

(一)病史

发病前常有明显诱因，如精神紧张、情绪激动、过度体力活动、饱餐、高脂饮食、糖尿病未控制、感染、手术、大出血及休克等。少数在睡眠中发病。约有半数以上的患者过去有高血压及心绞痛史。部分患者则无明确病史及先兆表现，首次发病即是急性心肌梗死。

(二)症状

1.先兆症状

急性心肌梗死多突然发病，少数患者起病症状轻微。1/2～2/3 的患者起病前 1～2 天至1～2 周或更长时间有先兆症状，其中最常见的是稳定性心绞痛转变为不稳定型；或既往无心绞痛，突然出现心绞痛，且发作频繁，程度较重，用硝酸甘油难以缓解，持续时间较长。伴恶心、呕吐、血压剧烈波动。心电图显示 ST 段一时性明显上升或降低，T 波倒置或增高。这些先兆症状如诊断及时，治疗得当，约半数以上患者可免于发生心肌梗死；即使发生，症状也较轻，预后较好。

2.胸痛

胸痛为最早出现而突出的症状。其性质和部位多与心绞痛相似，但程度更为剧烈，呈难以忍受的压榨、窒息，甚至“濒死感”，伴有大汗淋漓及烦躁不安。持续时间可长达 1～2 小时甚至10 小时以上，或时重时轻达数天之久。用硝酸甘油无效，需用麻醉性镇痛药才能减轻。疼痛部位多在胸骨后，但范围较为广泛，常波及整个心前区，约 10%的病例波及剑突下及上腹部或颈、背部，偶尔到下颌、咽部及牙齿处。约 25%病例无明显的疼痛，多见于老年、糖尿病（由于感觉迟钝）或神志不清患者，或有急性循环衰竭者，疼痛被其他严重症状所掩盖。15%～20%病例在急性期无症状。

3.心律失常

心律失常见于 75%～95%的患者，多发生于起病后 1～2 周内，而以 24 小时内最多见。经心电图观察可出现各种心律失常，可伴乏力、头晕、晕厥等症状，且为急性期引起死亡的主要原因之一。其中最严重的心律失常是室性异位心律（包括频发性期前收缩、阵发性心动过速和颤动）。频发（>5 次/分钟），多源，成对出现，或 R 波落在T 波上的室性期前收缩可能为心室颤动的先兆。房室传导阻滞和束支传导阻滞也较多见，严重者可出现完全性房室传导阻滞。室上性心律失常则较少见，多发生于心力衰竭患者。前壁心肌梗死易发生室性心律失常。下壁（膈面）梗死易发生房室传导阻滞。

4.心力衰竭

心力衰竭主要是急性左心衰竭，为心肌梗死后收缩力减弱或不协调所致，可出现呼吸困难、咳嗽、烦躁及发绀等症状。严重时两肺满布湿啰音，形成肺水肿，进一步则导致右心衰竭。右心室心肌梗死者可一开始就出现右心衰竭。

5.低血压和休克

仅于疼痛剧烈时血压下降，未必是休克。但如疼痛缓解而收缩压仍<10.7 kPa（80 mmHg），伴有烦躁不安、大汗淋漓、脉搏细快、尿量减少（<20 mL/h）、神志恍惚甚至晕厥时，则为休克，主要为心源性，由于心肌广泛坏死、心排血量急剧下降所致。而神经反射引起的血管扩张尚属次要，有些患者还有血容量不足的因素参与。

6.胃肠道症状

疼痛剧烈时，伴有频繁的恶心呕吐、上腹胀痛、肠胀气等，与迷走神经张力增高有关。

7.坏死物质吸收引起的症状

坏死物质吸收引起的症状主要是发热，一般在发病后 1～3 天出现，体温 38 ℃左右，持续约 1 周。

（三）体征

体征包括：①约半数患者心浊音界轻度至中度增大，有心力衰竭时较显著。②心率多增快，少数可减慢。③心尖区第一心音减弱，有时伴有奔马律。④10%～20%的患者在病后 2～3 天出现心包摩擦音，多数在几天内又消失，是坏死波及心包面引起的反应性纤维蛋白性心包炎所致。⑤心尖区可出现粗糙的收缩期杂音或收缩中晚期喀喇音,为二尖瓣乳头肌功能失调或断裂所致。⑥可听到各种心律失常的心音改变。⑦常见到血压下降到正常以下(病前高血压者血压可降至正常),且可能不再恢复到起病前水平。⑧还可有休克、心力衰竭的相应体征。

(四)并发症

心肌梗死除可并发心力衰竭及心律失常外,还可有下列并发症。

1.动脉栓塞

动脉栓塞主要为左室壁血栓脱落所引起。根据栓塞的部位,可能产生脑部或其他部位的相应症状,常在起病后1～2周发生。

2.心室膨胀瘤

心室膨胀瘤梗死部位在心脏内压的作用下,显著膨出。心电图常示持久的ST段抬高。

3.心肌破裂

心肌破裂少见。可在发病1周内出现,患者常突然休克甚至造成死亡。

4.乳头肌功能不全

乳头肌功能不全的病变可分为坏死性与纤维性2种,在发生心肌梗死后,心尖区突然出现响亮的全收缩期杂音,第一心音减低。

5.心肌梗死后综合征

心肌梗死后综合征发生率约10%,于心肌梗死后数周至数月内出现,可反复发生,表现为发热、胸痛、心包炎、胸膜炎或肺炎等症状、体征,可能为机体对坏死物质的变态反应。

四、诊断要点

(一)诊断标准

诊断AMI必须至少具备以下标准中的两条。

(1)缺血性胸痛的临床病史,疼痛常持续30分钟以上。

(2)心电图的特征性改变和动态演变。

(3)心肌坏死的血清心肌标记物浓度升高和动态变化。

(二)诊断步骤

对疑为AMI的患者,应争取在10分钟内完成。

(1)临床检查(问清缺血性胸痛病史,如疼痛性质、部位、持续时间、缓解方式和伴随症状;查明心、肺、血管等的体征)。

(2)描记18导联心电图(常规12导联加V_7～V_9,V_{3R}～V_{5R}),并立即进行分析、判断。

(3)迅速进行简明的临床鉴别诊断后作出初步诊断(老年人突发原因不明的休克、心衰、上腹部疼痛伴胃肠道症状、严重心律失常或较重而持续性胸痛或胸闷,应慎重考虑有无本病的可能)。

(4)对病情作出基本评价并确定即刻处理方案。

(5)继之尽快进行相关的诊断性检查和监测,如血清心肌标记物浓度的检测,结合缺血性胸痛的临床病史、心电图的特征性改变,作出AMI的最终诊断。此外,尚应进行血常规、血脂、血糖、凝血时间和电解质等检测,二维超声心动图检查,床旁心电监护等。

(三)危险性评估

(1)伴下列任一项者,如高龄(＞70岁)、既往有心肌梗死史、心房颤动、前壁心肌梗死、心源性休克、急性肺水肿或持续低血压等可确定为高危患者。

(2)病死率随心电图ST段抬高的导联数的增加而增加。

(3)血清心肌标记物浓度与心肌损害范围呈正相关,可助估计梗死面积和患者预后。

五、鉴别诊断

(一)不稳定型心绞痛

疼痛的性质、部位与心肌梗死相似,但发作持续时间短、次数频繁、含服硝酸甘油有效。心电图的改变及酶学检查是与心肌梗死鉴别的主要依据。

(二)急性肺动脉栓塞

大块的栓塞可引起胸痛、呼吸困难、咯血、休克,但多出现右心负荷急剧增加的表现如有心室增大,P_2亢进、分裂和有心衰体征。无心肌梗死时的典型心电图改变和血清心肌酶的变化。

(三)主动脉夹层

该病也具有剧烈的胸痛,有时出现休克,其疼痛常为撕裂样,一开始即达高峰,多放射至背部、腹部、腰部及下肢。两上肢的血压和脉搏常不一致是本病的重要体征。可出现主动脉瓣关闭不全的体征,心电图和血清心肌酶学检查无

AMI 时的变化。X 射线和超声检查可出现主动脉明显增宽。

(四)急腹症

急性胆囊炎、胆石症、急性坏死性胰腺炎、溃疡病穿孔等常出现上腹痛及休克的表现,但应有相应的腹部体征,心电图及酶学检查有助鉴别。

(五)急性心包炎

急性心包炎尤其是非特异性急性心包炎,也可出现严重胸痛、心电图 ST 段抬高,但该病发病前常有上呼吸道感染,呼吸和咳嗽时疼痛加重,早期即有心包摩擦音。无心电图的演变及酶学异常。

六、护理

(一)护理评估

1.病史

发病前常有明显诱因,如精神紧张、情绪激动、过度体力活动、饱餐、高脂饮食、糖尿病未控制、感染、手术、大出血及休克等。少数在睡眠中发病。约有半数以上的患者过去有高血压及心绞痛史。部分患者则无明确病史及先兆表现,首次发病即是急性心肌梗死。

2.身体状况

(1)先兆:约半数以上患者在梗死前数天至数周,有乏力、胸部不适、活动时心悸、气急和心绞痛等,最突出为心绞痛发作频繁,持续时间较长,疼痛较剧烈,甚至伴恶心、呕吐、大汗和心动过缓,硝酸甘油疗效差等,特称为梗前先兆。应警惕近期内发生心肌梗死的可能,要及时住院治疗。

(2)症状:急性心肌梗死的临床表现与梗死的大小、部位、发展速度及原来心脏的功能情况等有关。①疼痛:是最常见的起始症状。典型的疼痛部位和性质与心绞痛相似,但疼痛更剧烈,诱因多不明显,持续时间较长,多在 30 分钟以上,也可达数小时或更长,休息和含服硝酸甘油多不能缓解。患者常烦躁不安、出汗、恐惧,或有濒死感。老年人、糖尿病患者及脱水、休克患者常无疼痛。少数患者以休克、急性心力衰竭、突然晕厥为始发症状。部分患者疼痛位于上腹部,或者疼痛放射至下颌、颈部、背部上方,易被误诊,应与相关疾病鉴别。②全身症状:有发热和心动过速等。发热由坏死物质吸收所引起,一般在疼痛后24~48 小时出现,体温一般在 38 ℃左右,持续约 1 周。③胃肠道症状:常伴有恶心、呕吐、肠胀气和消化不良,特别是下后壁梗死者。重症者可发生呃逆。④心律失常:见于75%～95%的患者,以发病24小时内最多见,可伴心悸、乏力、头晕、晕厥等症状。其中以室性心律失常居多,可出现室性期前收缩、室性心动过速、心室颤动或加速性心室自主心律。如出现频发的、成对的、多源的和R落在T的室性期前收缩,或室性心动过速,常为心室颤动的先兆。室颤是急性心肌梗死早期主要的死因。室上性心律失常则较少,多发生在心力衰竭者中。缓慢型心律失常中以房室传导阻滞最为常见,束支传导阻滞和窦性心动过缓也较多见。⑤低血压和休克:见于20%～30%的患者。疼痛期的血压下降未必是休克。如疼痛缓解后收缩压仍<10.7 kPa(80 mmHg),伴有烦躁不安、面色苍白、皮肤湿冷、大汗淋漓、脉细而快、少尿、精神迟钝、甚或昏迷者,则为休克表现。休克多在起病后数小时至1周内发生,主要是心源性,为心肌收缩力减弱、心排血量急剧下降所致,尚有血容量不足、严重心律失常、周围血管舒缩功能障碍和酸中毒等因素参与。⑥心力衰竭:主要为急性左心衰竭。可在发病最初的几天内发生,或在疼痛、休克好转阶段出现。是因为心肌梗死后心脏收缩力显著减弱或不协调所致。患者可突然出现呼吸困难、咳泡沫痰、发绀等,严重时可发生急性肺水肿,也可继而出现全心衰竭。

(3)体征。①一般情况:患者常呈焦虑不安或恐惧,手抚胸部,面色苍白,皮肤潮湿,呼吸增快;如左心功能不全时呼吸困难,常采半卧位或咯粉红色泡沫痰;发生休克时四肢厥冷,皮肤有蓝色斑纹。多数患者于发病第2天体温升高,一般在38 ℃左右,1周内退至正常。②心脏:心脏浊音界可轻至中度增大;心率增快或减慢;可有各种心律失常;心尖部第一心音常减弱,可出现第三或第四心音,甚至出现奔马律;一般听不到心脏杂音,二尖瓣乳头肌功能不全或腱索断裂时心尖部可听到明显的收缩期杂音;室间隔穿孔时,胸骨左缘可闻及响亮的全收缩期杂音;发生严重的左心衰竭时,心尖部也可闻及收缩期杂音;1%～20%的患者可在发病1～3天内出现心包摩擦音,持续数天,少数可持续1周以上。③肺部:发病早期肺底可闻及少数湿啰音,常在1～2天内消失,啰音持续存在或增多常提示左心衰竭。

3.实验室及其他检查

(1)心电图:可起到定性、定位、定期的作用。透壁性心肌梗死典型改变是:出现异常、持久的Q波或QS波。损伤型ST段的抬高,弓背向上与T波融合形成单向曲线,起病数小时之后出现,数天至数周回到基线。T波改变:起病数小时内异常增高,数天至2周左右变为平坦,继而倒置。但有5%～15%病例心电图表现不典型,其原因:小灶梗死,多处或对应性梗死,再发梗死,心内膜下梗死以及伴室内传导阻滞，心室肥厚或预激综合征等。以上情况可不出现坏死性Q波，只表现为QRS波群高度、ST段、T波的动态改变。另外，右心肌梗死，真后壁和局限性高侧壁心肌梗死，常规导联中不显示梗死图形，应加做特殊导联以明确诊断。

(2)心向量图：当心电图不能肯定诊断为心肌梗死时，往往可通过心向量图得到证实。

(3)超声心动图：超声心动图并不用来诊断急性心肌梗死，但对探查心肌梗死的各种并发症极有价值，尤其是室间隔穿孔破裂，乳头肌或腱索断裂或功能不全造成的二尖瓣关闭不全、脱垂、室壁瘤和心包积液。

(4)放射性核素检查：放射性核素心肌显影及心室造影^{99m}锝及^{131}碘等形成热点成像或^{201}铊^{42}钾等冷点成像可判断梗死的部位和范围。用门电路控制γ闪烁照相法进行放射性核素血池显像，可观察壁动作及测定心室功能。

(5)心室晚电位(LPs)：心肌梗死时LPs阳性率28%～58%，其出现不似陈旧性心梗稳定，但与室速与室颤有关，阳性者应进行心电监护及予以有效治疗。

(6)磁共振成像(MRI技术)：易获得清晰的空间隔像，故对发现间隔段运动障碍、间隔心肌梗死并发症较其他方法优越。

(7)血常规：白细胞计数上升，达10×10^9～20×10^9，中性粒细胞增至75%～90%。

(8)红细胞沉降率：增快，可持续1～3周。

(9)血清酶学检查：心肌细胞内含有大量的酶，受损时这些酶进入血液，测定血中心肌酶谱对诊断及估计心肌损害程度有十分重要的价值。常用的有：①血清肌酸磷酸激酶(CPK)：发病4～6小时在血中出现，24小时达峰值，后很快下降，2～3天消失。②乳酸脱氢酶(LDH)在起病8～10小时后升高，达到高峰时间在2～3天，持续1～2周恢复正常。其中CPK的同工酶CPK-MB和LDH的同工酶CDH，诊断的特异性最高，其增高程度还能更准确地反映梗死的范围。

(10)肌红蛋白测定：血清肌红蛋白升高出现时间比CPK略早，约在4小时，多数24小时即恢复正常；尿肌红蛋白在发病后5～40小时开始排泄，持续时间平均达83小时。

(二)护理目标

(1)患者疼痛减轻。

(2)患者能遵医嘱服药，说出治疗的重要性。

(3)患者的活动量增加、心率正常。

(4)生命体征维持在正常范围。

(5)患者看起来放松。

(三)护理措施

1.一般护理

(1)安置患者于冠心病监护病房(CCU),连续监测心电图、血压、呼吸5～7天,对行漂浮导管检查者做好相应护理,询问患者有无心悸、胸闷、胸痛、气短、乏力和头晕等不适。

(2)病室保持安静、舒适,限制探视,有计划地护理患者,减少对患者的干扰,保证患者充足的休息和睡眠时间,防止任何不良刺激。据病情安置患者于半卧位或平卧位。第1～3日绝对卧床休息,翻身、进食、洗漱、排便等均由护理人员帮助料理;第4～6日可在床上活动肢体,无并发症者可在床上坐起,逐渐过渡到坐在床边或椅子上,每次20分钟,每天3～5次,鼓励患者深呼吸;第1～2周后开始在室内走动,逐步过渡到室外行走;第3～4周可试着上下楼梯或出院。病情严重或有并发症者应适当延长卧床时间。

(3)介绍本病知识和监护室的环境。关心、尊重、鼓励、安慰患者,以和善的态度回答患者提出的问题,帮助其树立战胜疾病的信心。

(4)给予低钠、低脂、低胆固醇、无刺激和易消化的饮食,少量多餐,避免进食过饱。

(5)心肌梗死患者由于卧床休息、消化功能减退、哌替啶或吗啡等止痛药物的应用,使胃肠功能和膀胱收缩无力抑制,易发生便秘和尿潴留。应予以足够的重视,酌情给予轻泻剂,嘱患者排便时勿屏气,避免增加心脏负担和导致附壁血栓脱落。排便不畅时宜加用开塞露,对5天无大便者可保留灌肠或给低压盐水灌肠。对排尿不畅者,可采用物理或诱导法,协助排尿,必要时行导尿。

(6)吸氧:氧治疗可提高改善低氧血症,有利于心肌梗死的康复。急性期给患者高流量吸氧,持续48小时。氧流量在每分钟3～5 L,病情变化可延长吸氧时间。待疼痛减轻,休克解除,可减低氧流量。注意鼻导管的通畅,24小时更换1次。如果合并急性左心衰竭,出现重度低氧血症时。病死率较高,可采用加压吸氧或酒精除泡沫吸氧。

(7)防止血栓性静脉炎或深部静脉血栓形成:血栓性静脉炎表现为受累静脉局部红、肿、痛,可延伸呈条索状,多因反复静脉穿刺输液和多种药物输注所致。所以行静脉穿刺时应严格无菌操作,患者感觉输液局部皮肤疼痛或红肿,应及时更换穿刺部位,并予以热敷或理疗。下肢静脉血栓形成一般在血栓较大引起阻塞时才出现患肢肤色改变，皮肤温度升高和可凹性水肿。应注意每天协助患者做被动下肢活动2～3次，注意下肢皮肤温度和颜色的变化避免选用下肢静脉输液。

2.病情观察与护理

急性心肌梗死系危重疾病、应早期发现危及患者生命的先兆表现，如能得到及时处理，可使病情转危为安。故需严密观察以下情况。

(1)血压：始发病时应0.5～1小时测量一次血压，随血压恢复情况逐步减少测量次数为每天4～6次，基本稳定后每天1～2次。若收缩压在12 kPa(90 mmHg)以下，脉压减小，且音调低落，要注意患者的神志状态、脉搏、面色、皮肤色泽及尿量等，是否有心源性休克的发生。此时，在通知医师的同时，对休克者采取抗休克措施，如补充血容量，应用升压药、血管扩张剂及纠正酸中毒，避免脑缺氧，保护肾功能等。有条件者应准备好中心静脉压测定装置或漂浮导管测定肺微血管楔嵌压设备，以正确应用输液量及调节液体滴速。

(2)心率、心律：在冠心病监护病房(CCU)进行连续的心电、呼吸监测，在心电监测示波屏上，应注意观察心率及心律变化。及时检出可能作为恶性心动过速先兆的任何室性期前收缩，以及室颤或完全性房室传导阻滞，严重的窦性心动过缓，房性心律失常等，如发现室性期前收缩为：①每分钟5次以上。②呈二、三联律。③多源性期前收缩。④室性期前收缩的R波落在前一次主搏的T波之上，均为转变阵发性室性心动过速及心室颤动的先兆，易造成心搏骤停。遇有上述情况，在立即通知医师的同时，需应用相应的抗心律失常药物，并准备好除颤器和人工心脏起搏器，协同医师抢救处理。

(3)胸痛：急性心肌梗死患者常伴有持续剧烈的胸痛，因此，应注意观察患者的胸痛程度，因剧烈胸痛可导致低血压，加重心肌缺氧，扩大梗死面积，引起心力衰竭、休克及心律失常。常用的止痛剂有罂粟碱肌内注射或静脉滴注，硝酸甘油0.6 mg含服，疼痛较重者可用哌替啶或吗啡。在护理中应注意可能出现的药物不良反应，同时注意观察血压、尿量、呼吸及一般状态，确保用药的安全。

(4)呼吸急促：注意观察患者的呼吸状态，对有呼吸急促的患者应注意观察血压，皮肤黏膜的血循环情况，肺部体征的变化及血流动力学和尿量的变化。发现患者有呼吸急促，不能平卧，烦躁不安，咳嗽，咳泡沫样血痰时，立即取半坐位，给予吸氧，准备好快速强心、利尿剂，配合医师按急性心力衰竭处理。

(5)体温：急性心肌梗死患者可有低热，体温在37～38.5 ℃，多持续3天左右。如体温持续升高，1周后仍不下降，应疑有继发肺部或其他部位感染，及时向医师报告。

(6)意识变化:如发现患者意识恍惚,烦躁不安,应注意观察血流动力学及尿量的变化。警惕心源性休克的发生。

(7)器官栓塞:在急性心肌梗死第1～2周内,注意观察组织或脏器有无发生栓塞现象。因左心室内附壁血栓可脱落,而引起脑、肾、四肢、肠系膜等动脉栓塞,应及时向医师报告。

(8)心室膨胀瘤:在心肌梗死恢复过程中,心电图表现虽有好转,但患者仍有顽固性心力衰竭或心绞痛发作,应疑有心室膨胀瘤的发生。这是由于在心肌梗死区愈合过程中,心肌被结缔组织所替代,成为无收缩力的薄弱纤维瘢痕区。该区内受心腔内的压力而向外呈囊状膨出,造成心室膨胀瘤。应配合医师进行X射线检查以确诊。

(9)心肌梗死后综合征:需注意在急性心肌梗死后2周、数月甚至2年内,可并发心肌梗死后综合征。表现为肺炎、胸膜炎和心包炎征象,同时也有发热、胸痛、血沉和白细胞升高现象,酷似急性心肌梗死的再发。这是由于坏死心肌引起机体自身免疫变态反应所致。如心肌梗死的特征性心电图变化有好转现象又有上述表现时,应做好X射线检查的准备,配合医师作出鉴别诊断。因本病应用激素治疗效果良好,若因误诊而用抗凝药物,可导致心腔内出血而发生急性心脏压塞。故应严密观察病情,在确诊为本病后,应向患者及家属做好解释工作,解除顾虑,必要时给患者应用镇痛及镇静剂;做好休息、饮食等生活护理。

(四)健康教育

(1)注意劳逸结合,根据心功能进行适当的康复锻炼。

(2)避免紧张、劳累、情绪激动、饱餐和便秘等诱发因素。

(3)节制饮食,禁忌烟酒、咖啡、酸辣刺激性食物,多吃蔬菜、蛋白质类食物,少食动物脂肪、胆固醇含量较高的食物。

(4)按医嘱服药,随身常备硝酸甘油等扩张冠状动脉药物,定期复查。

(5)指导患者及家属,病情突变时,采取简易应急措施。

第三节　慢性肺源性心脏病

慢性肺源性心脏病简称慢性肺心病,是由肺组织、肺血管或胸廓的慢性病变引起的肺组织结构和功能异常，导致肺血管阻力增加、肺动脉压力增加，右心室扩张、肥大，伴或不伴有右心衰竭的心脏病。

肺心病是我国中老年人的常见病、多发病，患病年龄多在40岁以上，随年龄增长患病率增高。我国肺心病的平均患病率约为0.4%，农村高于城市，吸烟者比不吸烟者明显增多。急性呼吸道感染是肺心病急性发作的主要诱因，常导致肺、心力衰竭。目前，重症肺心病的病死率仍然较高。

一、病因及发病机制

按原发病的不同部位，其病因分为三类。

(一)支气管、肺疾病

支气管、肺疾病以慢性阻塞性肺疾病最为多见，占80%～90%。其次为支气管哮喘、支气管扩张、重症肺结核、肺尘埃沉着病、慢性弥漫性肺间质纤维化、结节病等。

(二)胸廓运动障碍性疾病

胸廓运动障碍性疾病较少见，如脊椎后凸或侧凸、脊椎结核、类风湿关节炎等引起的严重胸廓或脊柱畸形；神经肌肉疾患，如脊髓灰质炎、多发性神经炎等，引起胸廓活动受限、肺受压、支气管扭曲或变形，肺功能受损。

(三)肺血管疾病

肺血管疾病甚少见，如广泛或反复发生的多发性肺小动脉栓塞及肺小动脉炎；以及原因不明的原发性肺动脉高压等。引起右心室肥大的因素很多，但先决条件是肺的结构和功能的不可逆性改变。气道的反复感染、低氧血症和/或高碳酸血症等一系列体液因子和肺血管的变化，使肺血管阻力增加和肺动脉血管重构、血容量增多和血液黏稠度增加，导致肺动脉高压，而肺动脉高压的形成是肺心病发生的关键因素。

二、临床表现

本病发展缓慢，临床上除原有肺、心疾病的各种症状和体征外，主要是逐步出现的肺、心功能衰竭和其他器官损害的表现。

(一)肺、心功能代偿期

1.症状

咳嗽、咳痰、气促，活动后有心悸、呼吸困难、乏力和活动耐力下降。急性感染可使上述症状加重。少有胸痛或咯血。

2.体征

可有不同程度的发绀和肺气肿体征。偶有干、湿性啰音,心音遥远。肺动脉瓣区第二心音亢进,提示有肺动脉高压。三尖瓣区出现收缩期杂音,或剑突下心脏搏动增强,提示有右心室肥厚。部分患者因肺气肿胸膜腔内压升高,阻碍腔静脉回流,可见颈静脉充盈。因膈肌下降,有肝界下移。

(二)肺、心功能失代偿期

1.呼吸衰竭

(1)症状:呼吸困难加重,夜间为甚,常有头痛、失眠、食欲下降,但白天嗜睡,甚至表现出表情淡漠、神志恍惚、谵妄等肺性脑病的表现。

(2)体征:明显发绀,球结膜充血、水肿,严重时可有视网膜血管扩张、视盘水肿等颅内压升高的表现。腱反射减弱或消失,出现病理反射。因高碳酸血症可出现周围血管扩张的表现,如皮肤潮红、多汗。

2.右心衰竭

(1)症状:气促更明显,心悸、气急、腹胀、食欲不振、恶心和呕吐等。

(2)体征:发绀更明显,颈静脉怒张,心率增快,可出现心律失常,三尖瓣区可闻及收缩期杂音,甚至出现舒张期杂音。肝大伴压痛、肝颈静脉回流征阳性、下肢水肿,严重者有腹水。少数患者可出现肺水肿及全心衰竭的体征。

(三)并发症

由于低氧血症和高碳酸血症,使多个重要脏器受累,出现严重并发症,如肺性脑病、酸碱失衡和电解质紊乱、心律失常、休克、消化道出血及弥散性血管内凝血等。

三、辅助检查

(一)胸部X射线检查

除原发病的X射线征象外,尚有肺动脉高压和右心室肥大的征象。

(二)心电图检查

心电图检查主要为右心室肥大的改变。

(三)血气分析

血气分析出现低氧血症、高碳酸血症,当 PaO_2<8.0 kPa(60 mmHg),$PaCO_2$>6.6 kPa(50 mmHg)时,提示呼吸衰竭。

（四）血液检查

红细胞和血红蛋白升高，全血黏度和血浆黏度增加；并发感染时，白细胞总数增高，中性粒细胞增加。部分患者血清学检查有肾功能、肝功能的异常及电解质紊乱。

（五）其他检查

肺功能检查对早期或缓解期肺心病患者有意义。痰细菌学检查对急性加重期肺心病指导抗生素的选用。

四、诊断要点

有慢性支气管、肺、胸疾患的病史，有肺动脉高压、右心室肥大或伴有右心功能不全的表现，结合实验室检查，可作出诊断。但需排除其他心脏病的存在，如冠心病、风心病等。

五、治疗要点

（一）急性加重期

1.控制感染

社区获得性感染以革兰氏阳性菌占多数，医院感染则以革兰氏阴性菌为主。选用两者兼顾的抗生素，如青霉素类、氨基糖苷类、喹诺酮类及头孢菌素类等控制感染。

2.合理用氧

纠正缺氧和二氧化碳潴留，维持呼吸道通畅，改善呼吸功能。

3.控制心力衰竭

慢性肺心病患者一般在积极控制感染，改善呼吸功能后，心力衰竭便能得到改善；对治疗无效的重症患者，适当选用利尿、强心或血管扩张药物控制心力衰竭。

（1）利尿药：以缓慢、小量和间歇用药为原则。常用药物有氢氯噻嗪；尿量多时需加用10%的氯化钾，或选用保钾利尿药，如氨苯蝶啶。重度或需要快速利尿者，肌内注射或口服呋塞米。

（2）强心剂：宜选用速效、排泄快的制剂，剂量宜小。常用药物有毒毛花苷K 0.125～0.25 mg，或毛花苷C 0.2～0.4 mg加入10%葡萄糖溶液内缓慢静脉推注。

（3）控制心律失常：一般经过治疗肺心病的感染、缺氧后，心律失常自行消失;如果持续存在,根据心律失常的类型选用药物。

(二)缓解期

以中西医结合的综合措施为原则,防治原发病,去除诱发因素,避免或减少急性发作,提高机体免疫功能,延缓病情的发展。

六、常用护理诊断

(一)气体交换受损

气体交换受损与呼吸道阻塞、呼吸面积减少引起通气和换气功能障碍有关。

(二)清理呼吸道无效

清理呼吸道无效与呼吸道感染、痰液过多而黏稠或咳嗽无力有关。

(三)体液过多

体液过多与右心功能不全、静脉回流障碍、静脉压升高有关。

(四)潜在并发症

肺性脑病。

七、护理措施

(一)一般护理

1.休息与活动

急性发作期,卧床休息,取半卧位,减少机体耗氧量,减轻心脏负担。缓解期,在医护人员指导下根据肺心功能状况适当地进行活动,增强体质,改善心肺功能。

2.合理氧疗

翻身、叩背排出呼吸道分泌物,使呼吸道保持通畅,是改善通气功能的一项有效措施。在此基础上持续低流量、低浓度给氧,氧流量 1～2 L/min,浓度在25%～29%,可纠正缺氧,并且防止高浓度吸氧抑制呼吸,加重二氧化碳潴留,导致肺性脑病。

3.饮食护理

摄取低盐、低热量、清淡、易消化和富含维生素及纤维的饮食。限制钠盐摄入,液体摄入量限制在1～1.5 L/d。根据患者饮食习惯,少量多餐。应用排钾利尿剂的患者注意钾的摄入,鼓励患者多吃含钾高的食物和水果,如香蕉、枣子等,保持大便通畅。

4.皮肤护理

对久病卧床、水肿明显者应加强皮肤护理。避免腿部和踝部交叉受压;保持衣服宽大、柔软;在受压部位垫气圈或海面垫,有条件者用气垫床;帮助患者抬高下肢,促进静脉回流;定时变换体位,预防压疮。

(二)病情观察

密切观察病情变化,监测生命体征及血气分析。观察呼吸频率、节律、深度及其变化特点。如患者出现点头、提肩等呼吸,或呼吸由深而慢,转为浅而快等不规则呼吸,提示呼吸衰竭。如果患者出现注意力不集中、好言多动、烦躁不安、昼睡夜醒和神志恍惚等,提示肺性脑病的先兆症状,立即报告医师,并协助抢救。

(三)用药护理

1.利尿剂

利尿剂尽可能在白天给药,以免因频繁排尿而影响患者夜间睡眠。用药后应观察精神症状、痰液黏稠度、有无腹胀、四肢无力等,准确记录液体出入量。过多应用利尿剂可能导致:①脱水使痰液黏稠不易咳出,加重呼吸衰竭。②低钾、低氯性碱中毒,抑制呼吸中枢,通气量降低,耗氧量增加,加重神经精神症状。③血液浓缩增加循环阻力,且易发生弥散性血管内凝血。

2.强心剂

遵医嘱给药,注意药效并观察毒性反应。由于肺心病患者长期处于缺氧状态,对洋地黄类药物耐受性很低,故疗效差、易中毒,用药前注意纠正缺氧。

3.呼吸兴奋剂

遵医嘱使用呼吸兴奋剂。注意保持呼吸道通畅,适当增加吸入氧浓度。用药过程中如出现恶心、呕吐、震颤,甚至惊厥,提示药物过量,及时通知医师。

(四)心理护理

关爱患者,多与患者交谈,给予患者理解与支持,鼓励患者积极配合治疗与护理,树立信心;教会自我护理,避免各种诱发因素,保护肺、心功能;动员患者的家人与亲友多陪护探视,增强患者的支持系统。

(五)健康教育

1.疾病知识指导

使患者和家属了解疾病发生、发展过程及防止原发病的重要性,减少反复发作的次数。积极防治原发病,避免和防治各种可能导致病情急性加重的诱因。坚持家庭氧疗等。

2.生活指导

加强饮食营养，以保证机体康复的需要。病情缓解期应根据肺、心功能及体力情况进行适当的体育锻炼和呼吸功能锻炼，如散步、气功、太极拳、腹式呼吸及缩唇呼吸等，改善呼吸功能，提高机体免疫功能。

3.用药指导

向患者介绍药物的用法和注意事项，观察疗效及不良反应。

4.自我监测指导

告知患者及家属病情变化的征象，如体温升高、呼吸困难加重、咳嗽剧烈、咳痰不畅、尿量减少、水肿明显或发现患者神志淡漠、嗜睡、躁动、口唇发绀加重等，均提示病情变化或加重，需及时就医诊治。

第四节 风湿性心脏瓣膜病

风湿性心脏病简称风心病。本病多见于 20～40 岁，女性多于男性，约 1/3 的患者无典型风湿热病史。二尖瓣病变最常见，发生率达 95%～98%；主动脉瓣病变次之，发生率为 20%～35%；三尖瓣病变为 5%；肺动脉瓣病变仅为 1%；联合瓣膜病变占 20%～30%。非风湿性心瓣膜病见于老年瓣膜病、二尖瓣脱垂综合征、先天性瓣膜异常、感染性心内膜炎及外伤等。

一、二尖瓣狭窄

(一)病因和发病机制

二尖瓣狭窄(MS)几乎均为风湿性，2/3 为女性，急性风湿热一般 10 年后(至少 2 年)才出现杂音，常于 25～30 岁时出现症状。先天性 MS 罕见，患儿的存活时间一般不超过 2 年。老年性二尖瓣狭窄患者并不罕见。占位性病变，如左心房黏液瘤或血栓形成很少导致 MS。

MS 是一种进行性损害性病变，狭窄程度随年龄增加而逐渐加重。无症状期为 10～20 年。多数患者在风湿热发作后 10 年内无狭窄的临床症状。在随后的 10 年内，多数患者可作出二尖瓣狭窄的诊断，但患者常无症状。正常二尖瓣瓣口面积为 4～6 cm^2，当瓣口缩小到1.5～2.5 cm^2时，才出现明显的血流动力学障碍，患者可感到劳累时心悸气促，此时患者一般在 20～40 岁。再过 10 年，当瓣口缩小到 1.1～1.5 cm^2 时，就会出现明显的左心力衰竭症状。当瓣口小于 1.0 cm^2时，肺动脉压明显升高，患者出现右心衰竭的症状和体征，随后因反复发作心力衰竭而死亡。

（二）临床表现

1.症状

MS 的临床表现主要有呼吸困难、咯血、咳嗽、心悸，少数患者可有胸痛、晕厥。合并快速性心房颤动、肺部感染等，可发生急性左心衰竭。有胸痛者，常提示合并冠心病、严重主动脉瓣病变或肺动脉高压（致右心室缺血）等。出现晕厥者少见，如反复发生晕厥多提示合并主动脉瓣狭窄、左心房球形血栓、并发肺栓塞或左心房黏液瘤等。由于患者左心房扩大和肺动脉扩张而挤压左喉返神经而引起声音嘶哑，压迫食管可引起吞咽困难。肺水肿为重度二尖瓣狭窄的严重并发症，患者突然出现重度呼吸困难，不能平卧，咳粉红色泡沫样痰，双肺布满啰音，如不及时抢救，往往致死。长期的肺淤血可引起肺动脉高压、右心衰竭而使患者出现颈静脉怒张、肝大、直立性水肿和胸腔积液、腹水等；右心衰竭发生后患者的呼吸困难减轻，发生急性肺水肿和大咯血的危险性减少。

MS 常并发心房颤动（发生率为 20%～60%，平均为 50%），主要见于病程晚期；房颤发生后心排血量减少 20%左右，可诱发、加重心功能不全，甚至引起急性肺水肿。房颤发生后平均存活年限为 5 年左右，但也有存活长达 25 年以上者。由于房颤后心房内血流缓慢及淤滞，故易促发心房内血栓形成，血栓脱落后可引起栓塞。其他并发症有感染性心内膜炎（8%）、肺部感染等。

2.体征

查体可有二尖瓣面容——双颧绀红色，心尖区第一心音（S_1）亢进和开瓣音（如瓣膜钙化僵硬则第一心音减弱、开瓣音消失），心尖区有低调的隆隆样舒张中晚期杂音，常伴舒张期震颤。肺动脉高压时可有肺动瓣第二音（P_2）亢进，也可有肺动脉扩张及三尖瓣关闭不全的杂音。心房颤动特别是伴有较快心室率时，心尖区舒张期杂音可发生改变或暂时消失，心率变慢后杂音又重新出现。所谓“哑型 MS”是指有 MS 存在，但临床上未能闻及心尖区舒张期杂音，这种情况可见于快速性心房颤动、合并重度二尖瓣反流或主动脉瓣病变、心脏重度转位、合并肺气肿、肥胖及重度心功能不全等。

（三）诊断

1.辅助检查

（1）X 射线：典型表现为二尖瓣型心脏，左心房大、右心室大、主动脉结小，食管下段后移，肺淤血，间质性肺水肿和含铁血黄素沉着等征象。

(2)心电图：可出现二尖瓣型 P 波，PTFV1(+)，心电轴右偏和右心室肥厚。

(3)超声心动图：可确定狭窄瓣口面积及形态，M 型超声可见二尖瓣运动曲线呈典型“城垛样改变”。

2.诊断要点

查体发现心尖区隆隆样舒张期杂音、心尖区 S_1 亢进和开瓣音、P_2 亢进，可考虑 MS 的诊断。辅助检查可明确诊断。

依瓣口大小，将 MS 分为轻、中、重度；其瓣口面积分别为 1.5～2.0 cm^2、1.0～1.5 cm^2、<1.0 cm^2。

3.鉴别诊断

临床上应与下列情况的心尖区舒张期杂音相鉴别，如功能性 MS、左心房黏液瘤或左心房球形血栓、扩张型或肥厚型心肌病、三尖瓣狭窄、Austin-Flint 杂音、Carey-Coombs 杂音及甲状腺功能亢进、贫血、二尖瓣关闭不全、室间隔缺损等流经二尖瓣口的血流增加时产生的舒张期杂音。

(四)治疗

MS 患者左心室并无压力负荷或容量负荷过重，因此没有任何特殊的内科治疗。内科治疗的重点是针对房颤和防止血栓栓塞并发症。对出现肺淤血或肺水肿的患者，可慎用利尿药和静脉血管扩张药，以减轻心脏前负荷和肺淤血。洋地黄仅适用于控制快速性房颤时的心室率。B 受体阻滞药仅适用于心房颤动并快速心室率或有窦性心动过速时。MS 的主要治疗措施是手术。

二、二尖瓣关闭不全

(一)病因和发病机制

二尖瓣关闭(MR)包括急性和慢性 2 种类型。急性二尖瓣关闭不全起病急，病情重。急性 MR 多为腱索断裂或乳头肌断裂引起，此外，感染性心内膜炎所致的瓣膜穿孔、二尖瓣置换术后发生的瓣周漏、MS 的闭式二尖瓣分离术或球囊扩张术的瓣膜撕裂等也可引起。慢性 MR 在我国以风心病为其最常见原因，在西方国家则二尖瓣脱垂为常见原因。其他原因有冠心病、老年瓣膜病、感染性心内膜炎、左心室显著扩大、先天畸形、特发性腱索断裂、系统性红斑狼疮、类风湿关节炎、肥厚型梗阻性心肌病、心内膜心肌纤维化和左心房黏液瘤等。

急性 MR 时，左心房压急速上升，进而导致肺淤血，甚至急性肺水肿，相继出现肺动脉高压及右心衰竭；而左心室的前向排血量明显减少。慢性 MR 时，左心房顺应性增加，左心房扩大。同时扩大的左心房、左心室在较长时间内适应容量负荷增加，使左心房室压不至于明显上升，故肺淤血出现较晚。持续的严重过度负荷，终致左心衰竭，肺淤血、肺动脉高压、右心衰竭相继出现。

（二）临床表现

1.症状

轻度 MR 患者，如无细菌性心内膜炎等并发症，可无症状。最早症状常为活动后易疲乏，或体力活动后心悸、呼吸困难。当出现左心衰竭时，可表现为活动后呼吸困难或端坐呼吸，但较少发生肺水肿及咯血。一旦出现左心衰竭，多呈进行性加重，病情多难以控制。急性 MR 时，起病急，病情重，肺淤血，甚至急性肺水肿，相继出现肺动脉高压及右心衰竭。

2.体征

查体于心尖区可闻及全收缩期吹风样高调一贯性杂音，可伴震颤；杂音一般向左腋下和左肩胛下区传导。心尖冲动呈高动力型；瓣叶缩短所致重度关闭不全者，第一心音常减弱。

二尖瓣脱垂者的收缩期非喷射性喀喇音和收缩晚期杂音为本病的特征。凡使左心室舒张末期容积减少的因素，如从平卧位到坐位或直立位、吸入亚硝酸异戊酯等都可以使喀喇音提前和收缩期杂音延长；凡使左心室舒张末期容积增加的因素，如下蹲、握拳、使用普萘洛尔等均使喀喇音出现晚和收缩期杂音缩短。严重的二尖瓣脱垂产生全收缩期杂音。

（三）诊断

1.辅助检查

（1）左心室造影：为本病半定量反流严重程度的“金标准”。

（2）多普勒超声：诊断 MR 敏感性几乎达 100%，一般将左心房内最大反流面积<4 cm^2 为轻度反流，4～8 cm^2 为中度反流，>8 cm^2 为重度反流。

（3）超声心动图：可显示二尖瓣形态特征，并提供心腔大小、心功能及并发症等情况。

2.诊断要点

MR 的主要诊断依据为心尖区响亮而粗糙的全收缩期杂音，伴左心房、左心室增大。确诊有赖于超声心动图等辅助检查。

3.鉴别诊断

因非风湿性 MR 占全部 MR 的 55%，加之其他心脏疾患也可在心尖区闻及收缩期杂音，故应注意鉴别。非风湿性 MR 杂音可见于房缺合并 MR、乳头肌功能不全或断裂、室间隔缺损、三尖瓣关闭不全、主动脉瓣狭窄及关闭不全、二尖瓣腱索断裂或瓣叶穿孔、二尖瓣脱垂、二尖瓣环钙化、扩张型心肌病及直背综合征等。

(四)治疗

1.二尖瓣关闭不全

无症状的慢性 MR、左心室功能正常时，并无公认的内科治疗。如无高血压，也无应用扩血管药或 ACEI 的指征。主要的治疗措施是手术。

2.二尖瓣脱垂

二尖瓣脱垂不伴有 MR 时，内科治疗主要是预防心内膜炎和防止栓塞。β 受体阻滞药可应用于二尖瓣脱垂患者伴有心悸、心动过速或伴交感神经兴奋增加的症状及有胸痛、忧虑的患者。

三、主动脉瓣狭窄

(一)病因和发病机制

主动脉瓣狭窄(AS)的主要原因是风湿性、先天性和老年退行性瓣膜病变。风湿性 AS 约占慢性风湿性心脏病的 25%，男性多见，几乎均伴发二尖瓣病变和主动脉瓣关闭不全。

正常瓣口面积为≥3.0 cm^2。当瓣口面积减少一半时，收缩期无明显跨瓣压差；≤1.0 cm^2 时，左心室收缩压明显增高，压差显著。左心室对慢性 AS 所致后负荷增加的代偿机制为进行性左心室壁向心性肥厚，顺应性降低，左心室舒张末期压力进行性增高；进而导致左心房代偿性肥厚，最终由于室壁应力增高、心肌缺血和纤维化而致左心衰竭。严重的 AS 致心肌缺血。

(二)临床表现

1.症状

AS 可多年无症状，一旦出现症状平均寿命仅 3 年。典型的 AS 三联症是晕厥、心绞痛和劳力性呼吸困难。呼吸困难是最常见的症状，约见于 90%的患者，先是劳力性呼吸困难，进而发生端坐呼吸、阵发性夜间呼吸困难和急性肺水肿。心绞痛见于 60%的有症状患者，多发生于劳累或卧床时，3%～5%的患者可发生猝死。晕厥或晕厥先兆可见于 1/3 的有症状患者，可发生于用力或服用硝酸甘油时，表明 AS 严重。晕厥也可由心室纤颤引起。少部分患者可发生心律失常、感染性心内膜炎、体循环栓塞、胃肠道出血和猝死等。

2.体征

查体心尖部抬举性搏动十分有力且有滞留感，心尖部向左下方移位。80%的患者于心底部主动脉瓣区可能触及收缩期震颤，反映跨膜压差>5.3 kPa(40 mmHg)。典型的AS收缩期杂音在3/6级以上，为喷射性，呈递增-递减型，菱峰位于收缩中期，在胸骨右缘第2肋间及胸骨左缘第3～4肋间最清楚。主动脉瓣区第二心音减弱或消失。收缩压显著降低，脉压小，脉搏弱。高度主动脉瓣狭窄时，杂音可不明显，而心尖部可闻及第四心音，提示狭窄严重，跨膜压差在9.3 kPa(70 mmHg)以上。

(三)诊断

1.辅助检查

(1)心电图：可表现为左心室肥厚、伴ST-T改变和左心房增大。

(2)超声心动图：有助于确定瓣口狭窄的程度和病因诊断。

(3)心导管检查：可测出跨瓣压差并据此计算出瓣口面积，>1.0 cm^2 为轻度狭窄，0.75～1.0 cm^2为中度狭窄，<0.75 cm^2 为重度狭窄。根据压差判断，则平均压差>6.7 kPa(50 mmHg)或峰压差>9.3 kPa(70 mmHg)为重度狭窄。

2.诊断和鉴别诊断

根据病史、主动脉瓣区粗糙而响亮的喷射性收缩期杂音和收缩期震颤，诊断多无困难。应鉴别是风湿性、先天性、老年钙化性AS或特发性肥厚型主动脉瓣下狭窄(IHSS)。病史、超声心动图等可助鉴别。

(四)治疗

无症状的AS患者并无特殊内科治疗。有症状的AS则必须手术。有肺淤血的患者，可慎用利尿药。ACEI具有血管扩张作用，应慎用于瓣膜狭窄的患者，以免前负荷过度降低致心排血量减少，引起低血压、晕厥等。AS患者亦应避免应用β受体阻滞药等负性肌力药物。重度AS患者应选用瓣膜置换术。经皮主动脉球囊成形术尚不成熟，仅适用于不能手术患者的姑息治疗。

四、主动脉瓣关闭不全

(一)病因和发病机制

主动脉瓣关闭不全(AR)系由主动脉瓣和主动脉根部病变所引起，分急性与慢性两类。慢性AR的病因有风湿性、先天性畸形、主动脉瓣脱垂、老年瓣膜病变、主动脉瓣黏液变性、梅毒性 AR、升主动脉粥样硬化与扩张、马方综合征、强直性脊柱炎、特发性升主动脉扩张、严重高血压和/或动脉粥样硬化等，其中2/3的 AR 为风心病引起，单纯风湿性 AR 少见。

急性 AR 的原因有：感染性心内膜炎、主动脉根部夹层或动脉瘤、由外伤或其他原因导致的主动脉瓣破裂或急性脱垂、AS 行球囊成形术或瓣膜置换术的并发症。

急性 AR 时，心室舒张期血流从主动脉反流入左心室，左心室同时接受左心房和主动脉反流的血液，左心室急性扩张以适应容量过度负荷的能力有限，故左心室舒张压急剧上升，随之左心房压升高、肺淤血、肺水肿。同时，AR 使心脏前向排血量减少。

慢性 AR 时，常缓慢发展、逐渐加重，故左心室有充足的时间进行代偿；使左心室能够在反流量达心排血量 80%左右的情况下，多年不出现严重循环障碍的症状；晚期才出现心室收缩功能降低，左心衰竭。

(二)临床表现

1.症状

急性 AR，轻者可无症状，重者可出现急性左心衰竭和低血压。慢性 AR 可多年(5～10 年)无症状，首发症状可为心悸、胸壁冲撞感、心前区不适、头部强烈搏动感；随着左心功能减退，出现劳累后气急或呼吸困难，左心衰竭逐渐加重后，可随时发生阵发性夜间呼吸困难、肺水肿及端坐呼吸，随后发生右心衰竭。亦可发生心绞痛(较主动脉瓣狭窄少见)和晕厥。在出现左心衰竭后，病情呈进行性恶化，常于 1～2 年内死亡。

2.体征

查体在胸骨左缘第 3～4 肋间或胸骨右缘第 2 肋间闻及哈气样递减型舒张期杂音。该杂音沿胸骨左缘向下传导，达心尖部及腋前线，取坐位、前倾、深呼气后屏气最清楚。主动脉瓣区第二心音减弱或消失。脉压升高，有水冲脉，周围血管征常见。

(三)诊断

1.辅助检查

(1)X 射线胸片：表现为左心室、左心房大，心胸比率增大，左心室段延长及隆突，心尖向下延伸，心腰凹陷，心脏呈主动脉型，主动脉继发性扩张。

(2)心电图：表现为左心室肥厚伴劳损。

(3)超声心动图：可见主动脉增宽，AR时存在裂隙或瓣膜撕裂、穿孔等，二尖瓣前叶舒张期纤细扑动或震颤(为AR的可靠征象，但敏感性只有43%)，左心室扩大，室间隔活动增强并向右移动等。

(4)心脏多普勒超声心动图：可显示血液自主动脉反流入左心室。

(5)主动脉根部造影：是诊断本病的金标准，若注射造影剂后，造影剂反流到左心室，可确定AR的诊断，若左心室造影剂浓度低于主动脉内造影剂浓度，则提示为轻度AR；若两者浓度相近，则提示中度反流；若左心室浓度高于主动脉浓度，则提示重度反流。

2.诊断要点

如在胸骨左缘或主动脉瓣区有哈气样舒张期杂音，左心室明显增大，并有周围血管征，则AR之诊断不难确立。超声心动图、心脏多普勒超声心动和主动脉根部造影可明确诊断。风湿性AR常与AS并存，同时合并二尖瓣病变。

3.鉴别诊断

风湿性AR需与老年性和梅毒性AR、马方综合征及瓣膜松弛综合征、先天性主动脉瓣异常、细菌性心内膜炎、高血压和动脉粥样硬化性主动脉瓣病变、主动脉夹层、动脉瘤及外伤等所致的AR相鉴别。

(四)治疗

有症状的AR患者必须手术治疗，而不是长期内科治疗的对象。血管扩张药(包括ACEI)应用于慢性AR患者，目的是减轻后负荷，增加前向心排血量而减轻反流，但是否能有效降低左心室舒张末容量，增加LVEF尚不肯定。

五、护理措施

注意休息，劳逸结合，避免过重体力活动。但在心功能允许情况下，可进行适量的轻体力活动或轻体力的工作。预防感冒、防止扁桃体炎、牙龈炎等。如果发生感染可选用青霉素治疗。对青霉素过敏者可选用红霉素或林可霉素治疗。心功能不全者应控制水分的摄入，饮食中适量限制钠盐，每天以10 g以下为宜，切忌食用盐腌制品。服用利尿剂者应吃些水果，如香蕉、橘子等。房颤的患者不宜做剧烈活动。应定期门诊随访；在适当时期要考虑行外科手术治疗，何时进行，应由医师根据具体情况定。如需拔牙或做其他小手术，术前应采用抗生素预防感染。

第四章 消化内科护理

第一节　反流性食管炎

反流性食管炎(reflux esophagitis,RE),是指胃、十二指肠内容物反流入食管所引起的食管黏膜炎症、糜烂、溃疡和纤维化等病变,甚至引起咽喉、气道等食管以外的组织损害。其发病男性多于女性,男女比例为(2～3)：1,发病率为1.92%。随着年龄的增长,食管下段括约肌收缩力的下降,胃、十二指肠内容物自发性反流,而使老年人反流性食管炎的发病率有所增加。

一、病因与发病机制

(一)抗反流屏障削弱

食管下括约肌是指食管末端3～4 cm长的环形肌束。正常人静息时压力为1.3～4.0 kPa(10～30 mmHg),为一高压带,防止胃内容物反流入食管。由于年龄的增长,机体老化导致食管下括约肌的收缩力下降引起食物反流。一过性食管下括约肌松弛也是反流性食管炎的主要发病机制。

(二)食管清除作用减弱

正常情况下,一旦发生食物的反流,大部分反流物通过1～2次食管自发和继发性的蠕动性收缩将食管内容物排入胃内,即容量清除,剩余的部分则由唾液缓慢地中和。老年人食管蠕动缓慢和唾液产生减少,影响了食管的清除作用。

(三)食管黏膜屏障作用下降

反流物进入食管后,可以凭借食管上皮表面黏液、不移动水层和表面HCO_3^-、复层鳞状上皮等构成上皮屏障,以及黏膜下丰富的血液供应构成的后上皮屏障,发挥其抗反流物对食管黏膜损伤的作用。随着机体老化,食管黏膜逐渐萎缩,黏膜屏障作用下降。

二、护理评估

(一)健康史

询问患者的饮食结构及习惯、有无长期服用药物史。

(二)身体评估

1.反流症状

反酸、反食、反胃(指胃内容物在无恶心和不用力的情况下涌入口腔)、嗳气等,多在餐后明显或加重,平卧或躯体前屈时易出现。

2.反流物引起的刺激症状

胸骨后或剑突下烧灼感、胸痛、吞咽困难等。常由胸骨下段向上伸延,常在餐后1小时出现,平卧、弯腰或腹压增高时可加重。反流物刺激食管痉挛导致胸痛,常发生在胸骨后或剑突下。严重时可为剧烈刺痛,可放射到后背、胸部、肩部、颈部、耳后,有的酷似心绞痛的特点。

3.其他症状

咽部不适,有异物感、棉团感或堵塞感,可能与酸反流引起食管上段括约肌压力升高有关。

4.并发症

(1)上消化道出血:因食管黏膜炎症、糜烂及溃疡可以导致上消化道出血。

(2)食管狭窄:食管炎反复发作致使纤维组织增生,最终导致瘢痕性狭窄。

(3)Barrett 食管:在食管黏膜的修复过程中,食管-贲门交界处 2 cm 以上的食管鳞状上皮被特殊的柱状上皮取代,称之为 Barrett 食管。Barrett 食管发生溃疡时,又称 Barrett 溃疡。Barrett食管是食管癌的主要癌前病变,其腺癌的发生率较正常人高 30～50 倍。

(三)辅助检查

1.内镜检查

内镜检查是反流性食管炎最准确、最可靠的诊断方法,能判断其严重程度和有无并发症,结合活检可与其他疾病相鉴别。

2. 24 小时食管 pH 监测

应用便携式 pH 记录仪在生理状态下对患者进行 24 小时食管 pH 连续监测,可提供食管是否存在过度酸反流的客观依据。在进行该项检查前 3 天,应停用抑酸药与促胃肠动力的药物。

3.食管吞钡X线检查

对不愿意接受或不能耐受内镜检查者行该检查。严重患者可发现阳性X线征。

(四)心理社会状况

反流性食管炎长期持续存在,病情反复、病程迁延,因此患者会出现食欲减退,体重下降,导致患者心情烦躁、焦虑;合并消化道出血时会使患者紧张、恐惧。应注意评估患者的情绪状态及对本病的认知程度。

三、常见护理诊断及问题

(一)疼痛:胸痛

胸痛与胃食管黏膜炎性病变有关。

(二)营养失调:低于机体需要量

低于机体需要量与害怕进食、消化吸收不良等有关。

(三)有体液不足的危险

体液不足与合并消化道出血引起活动性体液丢失、呕吐及液体摄入量不足有关。

(四)焦虑

焦虑与病情反复、病程迁延有关。

(五)知识缺乏

缺乏对反流性食管炎病因和预防知识的了解。

四、诊断要点与治疗原则

(一)诊断要点

临床上有明显的反流症状,内镜下有反流性食管炎的表现,食管过度酸反流的客观依据即可做出诊断。

(二)治疗原则

以药物治疗为主,对药物治疗无效或发生并发症者可做手术治疗。

1.药物治疗

目前多主张采用递减法,即开始使用质子泵抑制剂加促胃肠动力药,迅速控制症状,待症状控制后再减量维持。

(1)促胃肠动力药:目前主要常用的药物是西沙必利。常用量为每次 5～15 mg,每天 3～4 次,疗程8～12 周。

(2)抑酸药。① H_2 受体拮抗剂(H_2RA):西咪替丁 400 mg、雷尼替丁 150 mg、法莫替丁20 mg,每天2 次,疗程 8～12 周;②质子泵抑制剂(PPI):奥美拉唑 20 mg、兰索拉唑 30 mg、泮托拉唑 40 mg、雷贝拉唑 10 mg 和埃索美拉唑 20 mg,一天 1 次,疗程 4～8 周;③抗酸药:仅用于症状轻、间歇发作的患者作为临时缓解症状用。反流性食管炎有并发症或停药后很快复发者,需要长期维持治疗。H_2RA、西沙必利、PPI 均可用于维持治疗,其中以 PPI 效果最好。维持治疗的剂量因患者而异,以调整至患者无症状的最低剂量为合适剂量。

2.手术治疗

手术为不同术式的胃底折叠术。手术指征如下:①严格内科治疗无效;②虽经内科治疗有效,但患者不能忍受长期服药;③经反复扩张治疗后仍反复发作的食管狭窄;④确证由反流性食管炎引起的严重呼吸道疾病。

3.并发症的治疗

(1)食管狭窄:大部分狭窄可行内镜下食管扩张术治疗。扩张后予以长程 PPI 维持治疗可防止狭窄复发。少数严重瘢痕性狭窄需行手术切除。

(2)Barrett 食管:药物治疗是预防 Barrett 食管发生和发展的重要措施,必须使用 PPI 治疗及长期维持。

五、护理措施

(一)一般护理

为减少平卧时及夜间反流可将床头抬高 15～20 cm。避免睡前 2 小时内进食,白天进餐后亦不宜立即卧床。应避免食用使食管下括约肌压力降低的食物和药物,如高脂肪、巧克力、咖啡、浓茶及硝酸甘油、钙通道阻滞剂等。应戒烟及禁酒。减少一切影响腹压增高的因素,如肥胖、便秘、紧束腰带等。

(二)用药护理

遵医嘱给予药物治疗,注意观察药物的疗效及不良反应。

1.H_2 受体拮抗剂

药物应在餐中或餐后即刻服用,若需同时服用抗酸药,则两药应间隔 1 小时以上。若静脉给药应注意控制速度,过快可引起低血压和心律失常。西咪替丁对雄性激素受体有亲和力,可导致男性乳腺发育、阳痿及性功能紊乱,应做好解释工作。该药物主要通过肾排泄,用药期间应监测肾功能。

2.质子泵抑制剂

奥美拉唑可引起头晕,应嘱患者用药期间避免开车或做其他必须高度集中注意力的工作。兰索拉唑的不良反应包括荨麻疹、皮疹、瘙痒、头痛、口苦、肝功能异常等,轻度不良反应不影响继续用药,较严重时应及时停药。泮托拉唑的不良反应较少,偶可引起头痛和腹泻。

3.抗酸药

该药在饭后1小时和睡前服用。服用片剂时应嚼服,乳剂给药前应充分摇匀。

抗酸剂应避免与奶制品、酸性饮料及食物同时服用。

(三)饮食护理

(1)指导患者有规律地定时进餐,饮食不宜过饱,选择营养丰富,易消化的食物。避免摄入过咸、过甜、过辣的刺激性食物。

(2)制定饮食计划:与患者共同制定饮食计划,指导患者及家属改进烹饪技巧,增加食物的色、香、味,刺激患者食欲。

(3)观察并记录患者每天进餐次数、量、种类,以了解其摄入营养素的情况。

六、健康指导

(一)疾病知识的指导

向患者及家属介绍本病的有关病因,避免诱发因素。保持良好的心理状态,平时生活要有规律,合理安排工作和休息时间,注意劳逸结合,积极配合治疗。

(二)饮食指导

指导患者加强饮食卫生和饮食营养,养成有规律的饮食习惯;避免过冷、过热、辛辣等刺激性食物及浓茶、咖啡等饮料;嗜酒者应戒酒。

(三)用药指导

根据病因及病情进行指导,嘱患者长期维持治疗,介绍药物的不良反应,如有异常及时复诊。

第二节 胃 炎

胃炎是不同病因所致的胃黏膜慢性炎症,常伴有上皮损伤和细胞再生。按发病的缓急和病程长短可分为急性胃炎和慢性胃炎。发病率在胃病中居首位。最常引起胃黏膜炎症的药物是非甾体抗炎药(阿司匹林、吲哚美辛等),与幽门螺杆菌感染密切相关。

一、临床表现

(一)急性胃炎

急性胃炎常由服用非甾体抗炎药引起。以突发的呕血和/或黑便、上腹不适或隐痛为症状而就诊。内镜检查多数可发现胃黏膜急性糜烂出血的表现。

(二)慢性胃炎

慢性胃炎多由幽门螺杆菌感染引起。无特异性症状,部分患者有上腹痛或不适、食欲缺乏、反酸、嗳气、恶心等消化不良表现。

二、治疗

(一)急性胃炎

针对原发疾病和病因采取防治措施。积极抑制胃酸分泌,保护胃黏膜。

(二)慢性胃炎

根除幽门螺杆菌,对症用药。并抑酸或抗酸治疗,增强胃黏膜防御、动力促进剂等。

三、护理

(一)护理评估

1.生活习惯

了解患者是否饮食不规律,是否长期服用非甾体抗炎药,嗜好烟酒及刺激性食物。

2.消化道症状

了解腹部不适与进食的关系。有无反酸、胃灼热、腹胀等症状。

(二)护理措施

1.营养失调的护理

(1)急性发作期:有消化道出血症状者暂时禁食,由静脉补充足够的水分、能量及电解质。症状稍缓解后,可给予清淡流质饮食,如米汤、藕粉、薄面汤等。

(2)病情缓解期:给予易消化及无刺激的少渣半流质饮食,如大米粥、皮蛋肉末粥、蒸蛋羹。当病情进一步缓解时,可用少渣软食,如米饭、汤面等。

(3)恢复期:注意增加营养,可挑选一些富含生物价值高的蛋白质和维生素的食物,防止贫血和营养不良的发生,如猪肝、蛋黄、动物全血等富含血红素铁的食品,注意维生素C和B族维生素的补充,适量增加新鲜蔬菜和水果,促进铁吸收。注意培养良好的饮食习惯,少食多餐,定时定量,细嚼慢咽,避免暴饮暴食,忌吃油炸食品,少用咖啡、酒、辣椒、芥末、胡椒等刺激性调味品,食物要加工得细、碎、软、烂;烹调方法多采用蒸、煮、炖。

2.舒适度改变的护理

(1)病情观察:观察消化道症状如呕血、黑便的颜色、性质、量;观察腹痛或腹部不适的部位、持续时间和性质;观察用药后患者症状的改善情况。

(2)休息与活动:急性期卧床休息。病情缓解期合理安排休息与工作,生活规律,劳逸结合。

3.用药指导及效果观察

(1)质子泵抑制剂:埃索美拉唑、奥美拉唑、泮托拉唑等,应餐前服药,偶有胃肠道反应及头晕、嗜睡等中枢神经症状,用药期间避免开车或高空作业。

(2)抗幽门螺杆菌药:遵医嘱口服抗菌药物,根治幽门螺杆菌,达治愈标准。餐后口服,以减少对胃黏膜的损害。

(3)输注质子泵抑制剂、抗菌药物及营养药物时注意保护静脉和观察上述不良反应。

4.健康教育

(1)禁用或慎用阿司匹林等对胃黏膜有刺激作用的药物;应限制盐的摄入并补充新鲜的水果及蔬菜;长期饮用浓茶、咖啡、过冷、过热食物可损伤胃黏膜,应注意避免。

(2)加强饮食卫生和饮食营养。

(3)生活规律,避免劳累,适当锻炼,增强抵抗力。

(4)遵医嘱规律用药,不能私自减量或停用,根除幽门螺杆菌。

(5)定期复查,预防癌变。

(三)护理效果评估

(1)消化道症状减轻或消失。

(2)营养状况良好。

(3)知晓疾病诱因,远离不良因素。

第三节　急性胰腺炎

急性胰腺炎是常见的急腹症之一，为胰酶对胰脏本身自身消化所引起的化学性炎症。胰腺病变轻重不等，轻者以水肿为主，临床经过属自限性，一次发作数天后即可完全恢复，少数呈复发性急性胰腺炎；重者胰腺出血坏死，易并发休克、胰假性囊肿和脓肿等，死亡率高达40%。

关于急性胰腺炎的发生率，目前尚无精确统计。国内报告急性胰腺炎患者占住院患者的0.32%～2.04%。本病患者一般女多于男，患者的平均年龄50～60岁。职业以工人多见。

一、病因及发病机制

胰腺是一个其有内、外分泌功能的实质性器官，胰腺的腺泡分泌胰液（外分泌），对食物的消化起重要作用；而散在地分布在胰腺内的胰岛，其功能细胞主要分泌胰岛素和胰高糖素（内分泌）。正常情况下，当胰液中无活力的胰蛋白酶原等进入十二指肠时，在碱性环境中被胆汁和十二指肠液中的肠激酶激活，成为具有消化能力的胰蛋白酶。在胆总管、胰管、壶腹部炎症、梗阻等病理情况下，多种胰酶在胰腺内被激活，并大量溢出管壁及腺泡壁外，导致胰腺自身消化，引起水肿、出血、坏死等，而产生急性胰腺炎。

引起急性胰腺炎的病因甚多。常见病因为胆道疾病、酗酒。急性胰腺炎的各种致病相关因素（表4-1）。

表4-1　急性胰腺炎致病相关因素

梗阻因素	①胆管结石；②乏特氏壶腹或胰腺肿瘤；③寄生虫或肿瘤使乳头阻塞；④胰腺分离现象并伴副胰管梗阻；⑤胆总管囊肿；⑥壶腹周围的十二指肠憩室；⑦奥狄氏括约肌压力增高；⑧十二指肠襻梗阻
毒素	①乙醇；②甲醇；③蝎毒；④有机磷杀虫剂
药物	①肯定有关（有重要试验报告）硫唑嘌呤/6-巯基嘌呤、丙戊酸、雌激素、四环素、甲硝唑、呋喃妥因、呋塞米、磺胺、甲基多巴、阿糖胞苷、西咪替丁；②不一定有关（无重要试验报告）噻嗪利尿剂、依他尼酸、苯乙双胍、普鲁卡因胺、氯噻酮、*L*-门冬酰胺酶、对乙酰氨基酚
代谢因素	①高甘油三酯血症；②高钙血症
外伤因素	①创伤——腹部钝性伤；②医源性——手术后、内镜下括约肌切开术、奥迪括约肌测压术

续表

先天性因素	
感染因素	①寄生虫——蛔虫、华支睾吸虫；②病毒——流行性腮腺炎、甲型肝炎、乙型肝炎、柯萨奇B病毒、EB病毒；③细菌——支原体、空肠弯曲菌
血管因素	①局部缺血——低灌性(如心脏手术)；②动脉粥样硬化性栓子；③血管炎——系统性红斑狼疮、结节性多发性动脉炎、恶性高血压
其他因素	①穿透性消化性溃疡；②十二指肠克罗恩病；③妊娠有关因素；④儿科有关因素瑞氏(Reye's)综合征、囊性纤维化特发性

(一)梗阻因素

胆石症常是老年人急性胰腺炎首次发作的原因，老年女性特别常见。一般认为是在胆石一过性阻塞胰管开口处或紧邻此开口处的胆总管时发生。如在胆石性胰腺炎发作后立即仔细收集和检查粪便，常常可以找到胆结石。胆石症引起胰腺炎的机制尚不清楚。可能是乏特氏壶腹被胆石阻塞，引起胆汁反流入胰管，损伤胰腺实质。也有认为是胰管一过性梗阻而无胆汁反流。

有人认为副乳头的先天畸形和狭窄必然引起胰腺炎。奥狄氏括约肌压力增高是急性胰腺炎反复发作的原因之一，据此内镜下括约肌切开术治疗已获得良好效果。胰小管或壶腹周围的小肿瘤也能引起胰腺炎。

(二)毒素和药物因素

乙醇、甲醇、蝎毒和有机磷杀虫剂等均可引起急性胰腺炎。

药物诱发的胰腺炎通常与对药物的超敏有关而与剂量无关。其特点是在接触药物的第一个月内发生，通常病情轻且有自限性。与成人胰腺炎发病有关的药物最常见的是硫唑嘌呤及其类似物6-巯基嘌呤。应用这类药物的个体中有3%～5%发生胰腺炎，引起儿童胰腺炎最常见的药物是丙戊酸。

(三)代谢因素

甘油三酯水平超过11.3 mmol/L时，易发中至重度的急性胰腺炎。如其水平降至5.65 mmol/L以下，反复发作次数可明显减少。各种原因引起的高钙血症亦易发生急性胰腺炎。

(四)外伤因素

胰腺的创伤或手术都可引起胰腺炎。内镜逆行胰胆管造影所致创伤也可引起胰腺炎，发生率为1%～5%。

(五)先天性因素

胰腺炎的易感性呈常染色体显性遗传。临床特点是儿童或青年期起病，逐渐演变成慢性胰腺炎和胰功能不全。胰腺结石可显著。少数家族还合并有氨基酸尿症。

(六)感染因素

血管功能不全(低容量灌注，动脉粥样硬化)和血管炎可能因减少胰腺血流而引起或加重胰腺炎。

二、临床表现

急性胰腺炎的临床表现和病程，取决于其病因、病理类型和治疗是否及时。水肿型胰腺炎一般3～5天内症状即可消失，但常有反复发作。如症状持续一周以上，应警惕已演变为出血坏死型胰腺炎。出血坏死型胰腺炎亦可在一开始时即发生，呈暴发性经过。

(一)腹痛

腹痛为本病最主要表现，约见于95%急性胰腺炎病例，多数突然发作，常在饱餐和饮酒后发生。轻重不一，轻者上腹钝痛，患者常能忍受，重者呈腹绞痛、钻痛或刀割痛。疼痛常呈持续性伴阵发性加剧。疼痛的部位可因病变的部位不同而异，通常在上中腹部。如炎症以胰头部为主，疼痛常在右上腹及中上腹部；如炎症以胰体、尾部为主，常为中上腹及左上腹疼痛，并向腰背放射。疼痛在弯腰或起坐前倾时可减轻。病情轻者腹痛3～5天缓解；出血坏死型的病情发展较快，腹痛延续较长。由于渗出液扩散至腹腔，腹痛可弥漫至全腹。极少数患者尤其年老体弱者可无腹痛或极轻微痛。

腹肌常紧张，并可有反跳痛。但不像消化道穿孔时表现的肌强硬，如检查者将手紧贴于患者腹部，仍可能按压下去。有时按压腹部可使腹痛减轻。腹痛发生的原因是胰管扩张；胰腺炎症、水肿；渗出物、出血或胰酶消化产物进入后腹膜腔，刺激腹腔神经丛；化学性腹膜炎；胆管和十二指肠痉挛及梗阻。

(二)恶心、呕吐

84%的患者有频繁恶心和呕吐，常在进食后发生。呕吐物多为胃内容物，重者含胆汁甚至血样物。呕吐是机体对腹痛或胰腺炎症刺激的一种防御性反射。呕吐后，进入十二指肠的胃酸减少，从而减少胰泌素及缩胆素的释放，减少了胰液胰酶的分泌。

（三）发热

大多数患者有中度以上发热，少数可超过 39 ℃，一般持续 3～5 天。发热系胰腺炎症或坏死产物进入血循环，作用于中枢神经系统体温调节中枢所致。多数发热患者中找不到感染的证据，但如果高热不退强烈提示合并感染或并发胰腺脓肿。

（四）黄疸

黄疸可于发病后 1～2 天出现，常为暂时性阻塞性黄疸。黄疸的发生主要由于肿大的胰头部压迫了胆总管所致。合并存在的胆道病变如胆石症和胆道炎症亦是黄疸的常见原因。少数患者后期可因并发肝损害而引起肝细胞性黄疸。

（五）低血压及休克

出血坏死型胰腺炎常发生低血压和休克。患者烦躁不安，皮肤苍白、湿冷、呈花斑状，脉细弱，血压下降，少数可在发病后短期内猝死。发生休克的机制如下。

（1）胰血管舒缓素原释放，被胰蛋白酶激活后致血浆中缓激肽生成增多。缓激肽可引起血管扩张，毛细血管通透性增加，使血压下降。

（2）血液和血浆渗出到腹腔或后腹膜腔，引起血容量不足，这种体液丧失量可达血容量的 30%。

（3）腹膜炎时大量体液流入腹腔或积聚于麻痹的肠腔内。

（4）呕吐丢失体液和电解质。

（5）坏死的胰腺释放心肌抑制因子使心肌收缩不良。

（6）少数患者并发肺栓塞、胃肠道出血。

（六）肠麻痹

肠麻痹是重型或出血坏死型胰腺炎的主要表现。初期，邻近胰腺的上腹部可见扩张的充气肠襻，后期则整个肠道均发生肠麻痹性梗阻。临床上以高度腹胀、肠鸣音消失为主要表现。肠麻痹可能是肠管对腹膜炎的一种反应。另外，炎症的直接作用，血管和循环的异常、低钠和低钾血症，肠壁神经丛的损害也是肠麻痹发生的重要促发因素。

（七）腹水

胰腺炎时常有少量腹水，由胰腺和腹膜在炎症过程中液体渗出或漏出所致。淋巴管受阻塞或不畅可能也起作用。偶尔出现大量的顽固性腹水，多由于假性囊肿中液体外漏引起。胰性腹水中淀粉酶含量甚高，以此可以与其他原因的腹水区别。

(八)胸膜炎

常见于严重病例，系腹腔内炎性渗出透过横膈微孔进入胸腔所引起的炎性反应。

(九)电解质紊乱

胰腺炎时，机体处于代谢紊乱状态，可以发生电解质平衡失调，血清钠、镁、钾常降低。特别是血钙降低，约见于25%的病例，常低于2.25 mmol/L(9 mg/dL)，如低于1.75 mmol/L(7 mg/dL)提示预后不良。血钙下降的原因是大量钙沉积于脂肪坏死区，同时胰高糖素分泌增加刺激，降钙素分泌，抑制了肾小管对钙的重吸收。

(十)皮下瘀血斑

出血坏死型胰腺炎，因血性渗出物透过腹膜后渗入皮下，可在肋腹部形成蓝绿-棕色血斑，称为格雷·特纳征(Grey-Turner 征)；如在脐周围出现蓝色斑，称为卡伦征(Cullen 征)。此两种征象无早期诊断价值，但有确诊意义。

三、并发症

急性水肿型胰腺炎很少有并发症发生，而急性出血坏死型则常出现多种并发症。

(一)局部并发症

1.胰脓肿形成

出血坏死型胰腺炎起病2～3周以后，如继发细菌感染，于胰腺内及其周围可有脓肿形成。检查局部有包块，全身感染中毒症状。

2.胰假性囊肿

系由胰液和坏死组织在胰腺本身或其周围被包裹而成。常发生于出血坏死型胰腺炎起病后3～4周，多位于胰体尾部。囊肿可累及邻近组织，引起相应的压迫症状，如黄疸、门脉高压、肠梗阻、肾盂积水等。囊肿穿破可造成胰源性腹水。

3.胰性腹膜炎

含有活性胰酶的渗出物进入腹腔，可引起化学性腹膜炎。腹腔内出现渗出性腹水。如继发感染，则可引起细菌性腹膜炎。

4.其他

胰局部炎症和纤维素性渗出可累及周围脏器，引起脾周围炎、脾梗阻、脾粘连、结肠粘连(常见为脾曲综合征)、小肠坏死出血及肾周围炎。

(二)全身并发症

1.败血症

常见于胰腺炎并发胰腺脓肿时，死亡率甚高。病原体大多数为革兰氏阴性杆菌，如大肠埃希菌、产碱杆菌、产气杆菌、铜绿假单胞菌等。患者表现为持续高热，白细胞升高，以及明显的全身毒性症状。

2.呼吸功能不全

因腹胀、腹痛，患者的膈运动受限，加之磷脂酶A和在该酶作用下生成的溶血卵磷脂对肺泡的损害，可发生肺炎、肺淤血、肺水肿、肺不张和肺梗死，患者出现呼吸困难，血氧饱和度降低，严重者发生急性呼吸窘迫综合征。

3.心律失常和心功能不全

因有效血容量减少和心肌抑制因子的释放，导致心肌缺血和损害，临床上表现为心律失常和急性心衰。

4.急性肾衰

出血坏死型胰腺炎晚期，可因休克、严重感染、电解质紊乱和播散性血管内凝血而发生急性肾衰。

5.胰性脑病

出血坏死型胰腺炎时，大量活性蛋白水解酶、磷脂酶A进入脑内，损伤脑组织和血管，引起中枢神经系统损害综合征，称为胰性脑病。偶可引起脱髓鞘病变。患者可出现谵妄、意识模糊、昏迷、烦躁不安、抑郁、恐惧、妄想、幻觉、语言障碍、共济失调、震颤、反射亢进或消失及偏瘫等。脑电图可见异常。某些患者昏迷系并发糖尿病所致。

6.消化道出血

可为上消化道或下消化道出血。上消化道出血主要为胃黏膜炎性糜烂或应激性溃疡，或因脾静脉阻塞引起食道静脉破裂。下消化道出血则由于结肠本身或结肠血管受累所致。近年来发现胰腺炎时可发生胃肠型微动脉瘤，瘤破裂后可引起大出血。

7.糖尿病

5%～35%的患者在病程中出现糖尿病，常见于暴发性坏死型胰腺炎患者，系由β细胞遭到破坏，胰岛素分泌下降；α细胞受刺激，胰高糖素分泌增加所致。

严重病例可发生糖尿病酮症酸中毒和糖尿病昏迷。

8.慢性胰腺炎

重症胰腺炎病例可因胰腺泡大量破坏而并发胰外分泌功能不全,演变成慢性胰腺炎。

9.猝死

见于极少数病例,由胰腺-心脏性反应所致。

四、检查

实验室检查对胰腺炎的诊断具有决定性意义,一般对水肿型胰腺炎,检测血清淀粉酶和尿淀粉酶已足够,对出血坏死型胰腺炎,则需检查更多项目。

(一)淀粉酶测定

血清淀粉酶常于起病后 2～6 小时开始上升,12～24 小时达高峰。一般大于 500 单位。轻者24～72 小时即可恢复正常,最迟不超过 3～5 天。如血清淀粉酶持续增高达 1 周以上,常提示有胰管阻塞或假性囊肿等并发症。病情严重度与淀粉酶升高程度之间并不一致,出血坏死型胰腺炎,因胰腺泡广泛破坏,血清淀粉酶值可正常甚至低于正常。若无肾功能不良,则尿淀粉酶常明显增高,一般在血清淀粉酶增高后2 小时开始增高,维持时间较长,在血清淀粉酶恢复正常后仍可增高。尿淀粉酶下降缓慢,为时可达1～2 周,故适用于起病后较晚入院的患者。

胰淀粉酶分子量约 55 000 D,易通过肾小球。急性胰腺炎时胰腺释放胰血管舒缓素,体内产生大量激肽类物质,引起肾小球通透性增加,肾脏对胰淀粉酶清除率增加,而对肌酐清除率无改变。故淀粉酶,肌酐清除率比率(Cam/Ccr)测定可提高急性胰腺炎的诊断特异性。正常人 Cam/Ccr 为 1.5%～5.5%。平均为 3.1±1.1%,急性胰腺炎为 9.8±1.1%,胆总管结石时为 3.2±0.3%。Cam/Ccr >5.5%即可诊断急性胰腺炎。

(二)血清胰蛋白酶测定

应用放射免疫法测定,正常人及非胰病患者平均为 400 ng/mL。急性胰腺炎时增高 10～40 倍。因胰蛋白酶仅来自胰腺,故具特异性。

(三)血清脂肪酶测定

血清脂肪酶正常范围为 0.2～1.5 单位。急性胰腺炎时脂肪酶血中活性升高,常人为 1.7 单位。该酶在病程中升高较晚,且持续时间较长,达 7～10 天。在淀粉酶恢复正常时，脂肪酶仍升高，故对起病后就诊较晚的急性胰腺炎病例有诊断价值。特别有助于与腮腺炎加以鉴别，后者无脂肪酶升高。

（四）血清正铁清蛋白（MHA）测定

腹腔内出血后，红细胞破坏释放的血红蛋白经脂肪酸和弹性蛋白酶作用，转变为正铁血红蛋白。正铁血红蛋白与清蛋白结合形成MHA。出血坏死型胰腺炎起病12小时后血中MHA即出现，而水肿型胰腺炎呈阴性，故可做该两型胰腺炎的鉴别。

（五）血清电解质测定

急性胰腺炎时血钙通常不低于2.12 mmol/L。血钙＜1.75 mmol/L。仅见于重症胰腺炎患者。低钙血症可持续至临床恢复后4周。如胰腺炎由高钙血症引起，则出现血钙升高。对任何胰腺炎发作期血钙正常的患者，在恢复期均应检查有无高钙血症存在。

（六）其他

测定α_2-巨球蛋白、α_1-抗胰蛋白酶、磷脂酶A_2、C反应蛋白、胰蛋白酶原激活肽及粒细胞弹性蛋白酶等均有助于鉴别轻、重型急性胰腺炎，并能帮助病情判断。

五、护理

（一）休息

发作期绝对卧床休息，或取屈膝侧卧位等舒适体位，避免衣服过紧、剧痛而辗转不安者要防止坠床，保证睡眠，保持安静。

（二）输液

急性出血坏死型胰腺炎的抗休克和纠正酸碱平衡紊乱自入院始就贯穿于整个病程中，护理上需经常、准确记录24小时出入量，依据病情灵活调节补液速度，保证液体在规定的时间内输完，每天尿量应＞500 mL。必要时建立两条静脉通道。

（三）饮食

饮食治疗是综合治疗中的重要环节。近来临床中发现，少数胰腺炎患者往往在有效的治疗后，因饮食不当而加重病情，甚至危及生命。采用分期饮食新法则取得较满意效果。胰腺炎的分期饮食分为禁食、胰腺炎Ⅰ号、胰腺炎Ⅱ号、胰腺炎Ⅲ号、低脂饮食五期。

1.禁食

绝对禁食可使胰腺安静休息，胰腺分泌减少至最低限度。患者需限制饮水，口渴者可含漱或湿润口唇。此期患者需静脉补充足够液体及电解质。禁食适用于胰腺炎的急性期，一般患者2～3天，重症患者5～7天。

2.胰腺炎Ⅰ号饮食

该饮食内不含脂肪和蛋白质。主要食物有米汤、果子水、藕粉、每天6餐，每次约100 mL，每天热量约为1.4 kJ，用于病情好转初期的试餐阶段。此期仍需给患者补充足够液体及电解质。Ⅰ号饮食适用于急性胰腺炎患者的康复初期，一般在病后5～7天。

3.胰腺炎Ⅱ号饮食

该饮食内含少量蛋白质，但不含脂肪。主要食物有小豆汤、果子水、藕粉、龙须面和少量鸡蛋清，每天6餐，每次约200 mL，每天热量约为1.84 kJ。此期可给患者补充少量液体及电解质。Ⅱ号饮食适用于急性胰腺炎患者的康复中期（病后8～10天）及慢性胰腺炎患者。

4.胰腺炎Ⅲ号饮食

该饮食内含有蛋白质和极少量脂类。主要食物有米粥、小豆汤、龙须面、菜末、鸡蛋清和豆油（5～10 g/d），每天5餐，每次约400 mL，总热量约为4.5 kJ。Ⅲ号饮食适用于急、慢性胰腺炎患者康复后期，一般在病后15天左右。

5.低脂饮食

该饮食内含有蛋白质和少量脂肪（约30 g），每天4～5餐，用于基本痊愈患者。

(四)营养

急性胰腺炎时，机体处于高分解代谢状态，代谢率可高于正常水平的20%～25%，同时由于感染使大量血浆渗出。因此如无合理的营养支持，必将使患者的营养状况进一步恶化，降低机体抵抗力、延缓康复。

1.全胃肠外营养（TPN）支持的护理

急性胰腺炎特别是急性出血坏死型胰腺炎患者的营养任务主要由TPN来承担。TPN具有使消化道休息、减少胰腺分泌、减轻疼痛、补充体内营养不良、刺激免疫机制、促进胰外漏自发愈合等优点。近来更有代谢调理学说认为通过营养支持供给机体所需的能源和氮源，同时使用药物或生物制剂调理体内代谢反应，可降低分解代谢，共同达到减少机体蛋白质的分解，保存器官结构和功能的目的。应用TPN时需严密监护，最初数天每6小时检查血糖、尿糖，每1～2天检测血钾、钠、氯、钙、磷;定期检测肝、肾功能;准确记录24小时出入量;经常巡视,保持输液速度恒定,不突然更换无糖溶液;每天或隔天检查导管、消毒插管处皮肤,更换无菌敷料,防止发生感染。一旦发生感染要立即拔管,尖端部分常规送细菌培养。TPN支持一般经过2周左右的时间,逐渐过渡到肠道营养(EN)支持。

2.EN支持的护理

EN即从空肠造口管中滴入要素饮食,混合奶、鱼汤、菜汤、果汁等多种营养。EN护理要求如下。

(1)应用不能过早,一定待胃肠功能恢复、肛门排气后使用。

(2)EN开始前3天,每6小时监测尿糖1次,每天监测血糖、电解质、酸碱度、血红蛋白、肝功能,病情稳定后改为每周2次。

(3)营养液浓度从5%开始渐增加到25%,多以20%以下的浓度为宜。现配现用,4℃下保存。

(4)营养液滴速由慢到快,从40 mL/h(15~20滴/分钟)逐渐增加到100~120 mL/h。由于小肠有规律性蠕动,当蠕动波近造瘘管时可使局部压力增高,甚至发生滴入液体逆流,因此在滴入过程中要随时调节滴速。

(5)滴入空肠的溶液温度要恒定在40℃左右,因肠管对温度非常敏感,故需将滴入管用温水槽或热水袋加温,如果应用不当很容易发生腹胀、恶心、呕吐、腹痛、腹泻等症状。

(6)灌注时取半卧位,滴注时床头升高45°,注意电解质补充,不足的部分可用温盐水代替。

3.口服饮食的护理

经过3~4周的EN支持,此时患者进入恢复阶段,食欲增加,护理上要指导患者订好食谱,少吃多餐,食物要多样化,告诫患者切不可暴饮暴食增加胰腺负担,防止再次诱发急性胰腺炎。

(五)胃肠减压

抽吸胃内容和胃内气体可减少胰腺分泌,防止呕吐。虽本疗法对轻至中度急性胰腺炎无明显疗效,但对并发麻痹性肠梗阻的严重病例,胃肠减压是不可缺少的治疗措施。减压同时可向胃管内间歇注入氢氧化铝凝胶等碱性药物中和胃酸,间接抑制胰腺分泌。腹痛基本缓解后即可停止胃肠减压。

(六)药物治疗的护理

1.镇痛解痉

予阿托品、山莨菪碱、普鲁苯辛、可待因、水杨酸、异丙嗪、哌替啶等及时对症处理减轻患者痛苦。据报道静脉滴注硫酸镁有一定镇痛效果。禁单用吗啡止痛,因其可引起奥狄括约肌痉挛加重疼痛。抗胆碱能药亦不宜长期使用。

2.预防感染

轻症急性水肿型胰腺炎通常无须使用抗生素。出血坏死型易并发感染,应使用足量有效抗生素。处理时应按医嘱正确使用抗生素,合理安排输注顺序,保证体内有效浓度,保持患者体表清洁,尤其应注意口腔及会阴部清洁,出汗多时应尽快擦干并及时更换衣裤等。

3.抑制胰腺分泌

抗胆碱能药物、制酸剂、H_2受体拮抗剂、胰岛素与胰高糖素联合应用、生长抑素、降钙素、缩胆囊素受体拮抗剂(丙谷胺)等均有抑制胰腺分泌作用。使用时注意抗胆碱能药不能用于有肠麻痹者及老年人,H_2受体拮抗剂可有皮肤过敏。

4.抗胰酶药物

早期应用抗胰酶药物可防止向重型转化和缩短病程。常用药有FOY、Micaclid、胞磷胆碱、6-氨基己酸等。使用前二者时应控制速度,药液不可溢出血管外,注意测血压,观察有无皮疹发生。对有精神障碍者慎用胞磷胆碱。

5.胰酶替代治疗

慢性胰功能不全者需长期用胰浸膏。每餐前服用效佳。注意观察少数患者可出现过敏和叶酸水平下降。

(七)心理护理

对急性发作患者应予以充分的安慰,帮助患者减轻或去除疼痛加重的因素。由于疼痛持续时间长,患者常有不安和郁闷而主诉增多,护理时应以耐心的态度对待患者的痛苦和不安情绪,耐心听取其诉说,尽量理解其心理状态。采用松弛疗法,皮肤刺激疗法等方法减轻疼痛。对禁食等各项治疗处理方法及重要意义向患者充分解释,关心、支持和照顾患者,使其情绪稳定、配合治疗,促进病情好转。

第四节　慢性胰腺炎

慢性胰腺炎是一种伴有胰实质进行性毁损的慢性炎症,我国以胆石症为常见原因,国外则以慢性酒精中毒为主要病因。慢性胰腺炎可伴急性发作,称为慢性复发性胰腺炎。由于本病临床表现缺乏特异性，可为腹痛、腹泻、消瘦、黄疸、腹部肿块、糖尿病等，易被误诊为消化性溃疡、慢性胃炎、胆管疾病、肠炎、消化不良、胃肠神经官能症等。本病虽发病率不高，但近年来有逐步增高的趋势。

一、病因

慢性胰腺炎的发病因素与急性胰腺炎相似，主要有胆管系统疾病、酒精、腹部外伤、代谢和内分泌障碍、营养不良、高钙血症、高脂血症、血管病变、血色病、先天性遗传性疾病、肝脏疾病及免疫功能异常等。

二、临床表现

慢性胰腺炎的症状繁多且无特异性。典型病例可出现五联症，即上腹疼痛、胰腺钙化、胰腺假性囊肿、糖尿病及脂肪泻。但是同时具备上述五联症的患者较少，临床上常以某一或某些症状为主要特征。

(一)腹痛

腹痛为最常见症状，见于 60%～100%的病例，疼痛常剧烈，并持续较长时间。一般呈钻痛或钝痛，绞痛少见。多局限于上腹部，放射至季肋下，半数以上病例放射至背部。疼痛发作的频度和持续时间不一，一般随着病变的进展，疼痛期逐渐延长，间歇期逐渐变短，最后整天腹痛。在无痛期，常有轻度上腹部持续隐痛或不适。

痛时患者取坐位，膝屈曲，压迫腹部可使疼痛部分缓解，躺下或进食则加重(这种体位称为胰体位)。

(二)体重减轻

是慢性胰腺炎常见的表现，约见于 3/4 以上病例。主要由于患者担心进食后疼痛而减少进食所致。少数患者因胰功能不全、消化吸收不良或糖尿病而有严重消瘦，经过补充营养及助消化剂后，体重减轻往往可暂时好转。

(三)食欲减退

常有食欲欠佳，特别是厌油类或肉食。有时食后腹胀、恶心和呕吐。

(四)吸收不良

吸收不良表现为疾病后期，胰脏丧失 90%以上的分泌能力，可引起脂肪泻。患者有腹泻，大便量多、带油滴、恶臭。由于脂肪吸收不良，临床上也可出现脂溶性维生素缺乏症状。碳水化合物的消化吸收一般不受影响。

（五）黄疸

少数病例可出现明显黄疸（血清胆红素高达 20 mg/dL），由胰腺纤维化压迫胆总管所致，但更常见假性囊肿或肿瘤的压迫所致。

（六）糖尿病症状

约 2/3 的慢性胰腺炎病例有葡萄糖耐量降低，半数有显性糖尿病，常出现于反复发作腹痛持续几年以后。当糖尿病出现时，一般均有某种程度的吸收不良存在。糖尿病症状一般较轻，易用胰岛素控制。偶可发生低血糖、糖尿病酸中毒、微血管病变和肾病变。

（七）其他

少数病例腹部可扪及包块，易误诊为胰腺肿瘤。个别患者呈抑郁状态或有幻觉、定向力障碍等。

三、并发症

慢性胰腺炎的并发症甚多，一些与胰腺炎有直接关系，另一些则可能是病因（如酒精）作用的后果。

（一）假性囊肿

见于 9%～48%的慢性胰腺炎患者。多数为单个囊肿。囊肿大小不一，表现多样。假性囊肿内胰液泄漏至腹腔，可引起胰性无痛性腹水，呈隐匿起病，腹水量甚大，内含高活性淀粉酶。

巨大假性囊肿，压迫胃肠道，可引起幽门或十二指肠近端狭窄，甚至压迫十二指肠空肠交接处和横结肠，引起不全性或完全性梗阻。假性囊肿破入邻近脏器可引起内瘘。囊肿内胰酶腐蚀囊肿壁内小血管可引起囊肿内出血，如腐蚀邻近大血管，可引起消化道出血或腹腔内出血。

（二）胆管梗阻

8%～55%的慢性胰腺炎患者发生胆总管的胰内段梗阻，临床上有无黄疸不定。有黄疸者中罕有需手术治疗者。

（三）其他

酒精性慢性胰腺炎可合并存在酒精性肝硬化。慢性胰腺炎患者好发口腔、咽、肺、胃和结肠癌肿。

四、实验室检查

(一)血清和尿淀粉酶测定

慢性胰腺炎急性发作时血尿淀粉酶浓度和 Cam/Ccr 比值可一过性地增高。随着病变的进展和较多的胰实质毁损，在急性炎症发作时可不合并淀粉酶升高。测定血清胰型淀粉酶同工酶可作为反映慢性胰腺炎时胰功能不全的试验。

(二)葡萄糖耐量试验

可出现糖尿病曲线。有报道慢性胰腺炎患者中有 78.7%试验阳性。

(三)胰腺外分泌功能试验

在慢性胰腺炎时有 80%～90%的病例胰外分泌功能异常。

(四)吸收功能试验

最简便的是做粪便脂肪和肌纤维检查。

(五)血清转铁蛋白放射免疫测定

慢性胰腺炎血清转铁蛋白明显增高，特别对酒精性钙化性胰腺炎有特异价值。

五、护理

(一)体位

协助患者卧床休息，选择舒适的卧位。有腹膜炎者宜取半卧位，利于引流和使炎症局限。

(二)饮食

脂肪对胰腺分泌具有强烈的刺激作用并可使腹痛加剧。因此，一般以适量的优质蛋白、丰富的维生素、低脂无刺激性半流质或软饭为宜，如米粥、藕粉、脱脂奶粉、新鲜蔬菜及水果等。每天脂肪供给量应控制在 20～30 g，避免粗糙、干硬、胀气及刺激性食物或调味品。少食多餐、禁止饮酒。对伴糖尿病患者，应按糖尿病饮食进餐。

(三)疼痛护理

绝对禁酒、避免进食大量肉类饮食、服用大剂量胰酶制剂等均可使胰液与胰酶的分泌减少，缓解疼痛。护理中应注意观察疼痛的性质、部位、程度及持续时间，有无腹膜刺激征。协助取舒适卧位以减轻疼痛。适当应用非麻醉性镇痛剂，如阿司匹林、吲哚美辛、布洛芬、对乙酰氨基酚等非团体抗炎药。对腹痛严重，确实影响生活质量者，可酌情使用麻醉性镇痛剂，但应避免长期使用，以免导致患者对药物产生依赖性。给药20～30 分钟后须评估并记录镇痛药物的效果及不良反应。

(四)维持营养需要量

蛋白-热量营养不良在慢性胰腺炎患者是非常普遍的。进餐前 30 分钟为患者镇痛，以防止餐后腹痛加剧，使患者惧怕进食。进餐时胰酶制剂同食物一起服用，可以保证酶和食物适当混合，取得满意效果。同时，根据医嘱及时给予静脉补液，保证热量供给，维持水、电解质、酸碱平衡。严重的慢性胰腺炎患者和中至重度营养不良者，在准备手术阶段应考虑提供肠外或肠内营养支持。护理上需加强肠内、外营养液的输注护理，防止并发症。

(五)心理护理

因病程迁延，反复疼痛、腹泻等症状，患者常有消极悲观的情绪反应，对手术及预后的担心常引起焦虑和恐惧。护理上应关心患者，采用同情、安慰、鼓励法与患者沟通，稳定患者情绪，讲解疾病知识，帮助患者树立战胜疾病的信心。

第五节　炎症性肠病

炎症性肠病专指病因未明的炎症性肠病，包括溃疡性结肠炎和克罗恩病。溃疡性结肠炎是一种病因不明的直肠和结肠慢性非特异性炎症性疾病，病变主要限于大肠的黏膜与黏膜下层。克罗恩病是一种病因未明的胃肠道慢性炎性肉芽肿性疾病。病变多见于末段回肠和邻近结肠，但从口腔至肛门各段消化道均可受累。

一、临床表现

(一)消化系统症状

1.腹泻

黏液脓血便是溃疡性结肠炎活动期的重要表现。排便次数和便血程度可反映病情严重程度。轻者每天 2～4 次，便糊状无或少量血；重者每天 10 次以上，便中大量脓血或呈水样便。累及乙状结肠和直肠者常伴里急后重。克罗恩病粪便多为糊状，一般无黏液脓血，如病变累及下段结肠或直肠者，可有黏液脓血和里急后重。

2.腹痛

有腹痛-便意-便后缓解的规律。溃疡性结肠炎活动期有轻或中度腹痛，为左下腹或下腹阵痛。克罗恩病最常见症状是腹痛，多为右下腹或脐周痛，间歇性发作。

(二)全身症状

中度发热、消瘦、贫血、低蛋白血症、水电平衡紊乱。克罗恩病较溃疡性结肠炎全身症状多且明显，少数患者以发热为首发和主要症状。

(三)肠外表现

外周关节炎、口腔溃疡等(少见)。

二、治疗

(一)一般治疗

强调休息、饮食和营养，减少精神和体力负担，从流质饮食逐步过渡到富营养的少渣饮食。

(二)药物治疗

控制急性发作，缓解病情，减少复发，防治并发症。常用的药物有氨基水杨酸制剂、糖皮质激素、免疫抑制剂、抗菌药物。

(三)手术治疗

病情严重，排除禁忌证，可手术治疗。

三、护理

(一)护理评估

1.一般症状

观察粪便的次数、性质、量；观察腹痛的部位、性质、程度。

2.生命体征

观察生命体征变化，中重型患者常见低热或中度发热，高热提示并发症或疾病急性暴发；及时发现出血、肠穿孔等并发症。

3.监测

监测营养状况，监测体重、定期复查血常规，了解蛋白、水电解质情况。

4.用药

评价用药效果，观察不良反应。

(二)护理措施

1.腹泻的护理

(1)病情观察：观察患者腹泻的次数、性质、伴随症状，监测粪便检查结果。

(2)活动与休息：急性发作和重症者卧床休息，以减少胃肠道蠕动；轻症者劳逸结合，生活有规律。

(3)做好用药指导及效果观察。

(4)做好肛周皮肤护理：排便后温水清洗肛周，必要时涂抹凡士林和抗生素软膏。

2.腹痛的护理

(1)病情观察：严密观察腹痛的性质、部位及生命体征的变化，如腹痛突然改变，应注意并发症的发生。

(2)止痛护理：可采用转移注意力、热敷、针灸止痛。遵医嘱使用镇痛药后，观察用药后效果。

3.营养失调的护理

(1)饮食护理：质软、易消化、少纤维素又富含营养、有足够热量的食物。避免冷饮、水果、多纤维素的蔬菜及其他刺激性食品，忌食牛奶及乳制品。病情严重时，遵医嘱禁饮食以减少肠道负担，控制症状。

(2)营养监测：观察患者进食情况，定期测量体重，监测血红蛋白量、血清蛋白质的变化，了解营养情况。

4.用药指导

(1)柳氮磺吡啶应餐后服用，以减少消化道反应，服用期间定期监测血常规。

(2)糖皮质激素应逐渐减量直至停药，不可随意停药。

(3)免疫抑制剂应观察有无胃肠道反应，白细胞减少等症状的发生。

(4)灌肠试剂一般睡前使用，嘱患者排尽大小便后卧床等待，灌肠后可根据病变部位取膝胸卧位。

5.自理能力评估与指导

注意个人卫生，加强基础护理，必要时给予协助或完成，保持肛周清洁，皮肤完整。

6.健康教育

(1)建立信心，以平和乐观的心态面对疾病。

(2)建立健康的生活习惯,少纤维规律饮食,戒烟戒酒,保证睡眠与休息。

(3)减少复发,避免感冒、劳累、精神刺激等复发因素。

(4)遵医嘱长期、规律用药,不能私自减量或停用,防止复发。

(5)建议定期门诊复查,遵医嘱复查肠镜,不适随诊。

(三)护理效果评估

(1)腹痛、腹泻症状缓解。

(2)营养状况良好。

(3)正确认识疾病,并坚持服药,避免复发。

第五章

胸心外科护理

第一节　气道异物阻塞

一、概述

气道异物阻塞(FBAO)是导致窒息的紧急情况,如不及时解除,数分钟内即可死亡。FBAO造成心脏停搏并不常见,但有意识障碍或吞咽困难的老人和儿童发生人数相对较多。FBAO是可以预防而避免发生的。

二、原因及预防

任何人突然呼吸骤停都应考虑到FBAO。成人通常在进食时易发生,肉类食物是造成FBAO最常见的原因。易导致FBAO的诱因有:吞食大块难咽食物、饮酒后、老年人戴义齿或吞咽困难、儿童口含小颗粒状食物及物品。注意以下事项有助于预防FBAO,如:①进食切碎的食物,细嚼慢咽,尤其是戴义齿者。②咀嚼和吞咽食物时,避免大笑或交谈;③避免酗酒;④阻止儿童口含食物行走、跑或玩耍;⑤将易误吸入的异物放在婴幼儿拿不到处;⑥不宜给小儿需要仔细咀嚼或质韧而滑的食物(如花生、坚果、玉米花、果冻等)。

三、临床表现

异物可造成呼吸道部分或完全阻塞,识别气道异物阻塞是及时抢救的关键。

(一)气道部分阻塞

患者有通气,能用力咳嗽,但咳嗽停止时,出现喘息声。这时救助者不宜妨碍患者自行排出异物,应鼓励患者用力咳嗽,并自主呼吸。但救助者应守护在患者身旁,并监视患者的情况,如不能解除,即求救紧急救援系统。

FBAO 患者可能一开始表现为通气不良，或开始通气好，但逐渐恶化，表现乏力、无效咳嗽、吸气时高调噪音、呼吸困难加重、发绀。对待这类患者要同气道完全阻塞患者一样，须争分夺秒的救助。

（二）气道完全阻塞

患者已不能讲话，呼吸或咳嗽时，双手抓住颈部，无法通气。对此征象必须能够立即明确识别。救助者应马上询问患者是否被异物噎住，如果患者点头确认，必须立即救助，帮助解除异物。由于气体无法进入肺脏，如不能迅速解除气道阻塞，患者很快出现意识丧失，甚至死亡。如果患者已意识丧失、猝然倒地，则应立即实施心肺复苏。

四、治疗

（一）解除气道异物阻塞

对气道完全阻塞的患者必须争分夺秒地解除气道异物。通过压迫使气道内压力骤然升高的方法，产生人为咳嗽，把异物从体内排除。具体可采用以下方法。

1.腹部冲击法（HeimLish 法）

此法可用于有意识的站立或坐位患者。急救者站在患者身后，双臂环抱患者腰部，一手握拳，握拳手的拇指侧抵住患者腹部，位于剑突下与脐上的腹中线部位，再用另一手握紧拳头，快速向内向上使拳头冲击腹部，反复冲击腹部直到把异物排出。如患者意识丧失，即开始心肺复苏术（CPR）。

采用此法后，应注意检查有无危及生命的并发症，如：胃内容物反流造成误吸、腹部或胸腔脏器破裂。除必要时，不宜随便使用。

2.自行腹部冲击法

气道阻塞患者本人可一手握拳，用拇指抵住腹部，部位同上，再用另一只手握紧拳头，用力快速向内、向上使拳头冲击腹部。如果不成功，患者应快速将上腹部抵压在一硬质物体上，如椅背、桌缘、护栏，用力冲击腹部，直到把异物排出。

3.胸部冲击法

患者是妊娠末期或过度肥胖者时，救助者双臂无法环抱患者腰部，可用胸部冲击法代替HeimLish法。救助者站在患者身后，把上肢放在患者腋下，将胸部环抱住。一只手拳的拇指侧放在胸骨中线，避开剑突和肋骨下缘，另一只手握住拳头，向后冲压，直至把异物排出。

(二)对意识丧失者的解除方法

1.解除FBAO中意识丧失

救助者立即开始CPR。在CPR期间,经反复通气后,患者仍无反应,急救人员应继续CPR,严格按30∶2按压/通气比例。

2.发现患者时已无反应

急救人员初始可能不知道患者发生了FBAP,在反复通气数次后,患者仍无反应,应考虑到FBAO。可采用以下方法。

(1)在CPR过程中,如果有第二名急救人员在场,一名实施救助,另一名启动EMSS,患者保持平卧。

(2)用舌-上颌上提法开放气道,并试用手指清除口咽部异物。

(3)如果通气时患者胸廓无起伏,重新摆正头部位置,注意开放气道状态,再尝试通气。

(4)异物清除前,如果通气仍未见胸廓起伏,应考虑进一步抢救措施(如Kelly钳,Magilla镊,环甲膜穿刺/切开术)开通气道。

(5)如异物取出,气道开通后仍无呼吸,需继续缓慢人工通气。再检查脉搏、呼吸、反应。如无脉搏,即行胸外按压。

五、急救护理

急性呼吸道异物短时间内可危及生命,护士必须有强烈的风险意识,争分夺秒地协助抢救治疗工作。

(一)做好抢救准备

备氧气、吸引器、电动负压吸引器、纤维支气管镜、直接喉镜、气管插管及气管切开包等急救物品。使用静脉留置针建立静脉通道。完善术前准备,与手术室联系,做好气管、支气管镜检查的准备。询问过敏史。一旦出现极度呼吸困难,立即协助医师抢救,给予氧气吸入。

(二)病情观察

密切观察患者的呼吸情况,判断异物所在部位及运动情况。异物进入喉部及声门下时,患者有剧烈呛咳、喉喘鸣、声嘶、面色发绀、吸气性呼吸困难,可在数分钟内引起窒息。发现上述情况立即报告医师抢救。观察双肺呼吸度是否相同、两侧呼吸音是否一致,吸气时胸骨上窝、锁骨上窝、肋间隙有无凹陷,有无喘鸣、口唇发绀,咳嗽及咳嗽的性质,有无颈静脉怒张及颈胸部皮下气肿。持续监护生命体征和血氧饱和度，记录各项目的基础数据。观察有无颅内压增高或颅内出血的征象，注意瞳孔大小、神经反射，有无惊厥、四肢震颤及肌张力增高或松弛等。

(三)尽量保持患者安静

安排在单人间，保持环境安静。使患者卧床，安定情绪，避免紧张，集中进行检查和治疗，尽量避免刺激。减少患儿哭闹，避免因大哭导致异物突然移位阻塞对侧支气管或卡在声门后引起窒息或增加耗氧量。禁饮食。

(四)向患者及家属介绍手术过程及注意事项

确定实施经气管镜取异物者，遵医嘱给予阿托品等术前用药。向患者及家属介绍手术的过程，术中、术后可能发生的并发症，配合治疗及护理的注意事项等。检查手术知情同意书是否签字。

(五)术后护理

(1)全麻术后麻醉尚未清醒前，设专人护理，取平卧位，头偏向一侧，防止误吸分泌物，及时吸净患者口腔及呼吸道分泌物，保持呼吸道通畅，持续吸氧。

(2)严密观察呼吸的节率、频率及形态，保持呼吸道通畅，血氧饱和度应保持在95%～100%。观察有无口唇发绀、烦躁不安、鼻翼翕动，注意呼吸有无喉鸣或喘鸣音，监测心电和血氧饱和度。检查口腔中有无分泌物和血液，观察双侧胸部呼吸度是否对称一致。触诊患者颈部、胸部有无皮下气肿，如有应及时通知医师处理，并标记气肿的范围，以便动态观察。检查患者牙齿有无松动或脱落，并详细记录。

(3)了解术中情况和处理结果，包括异物是否取出、异物的种类、有无异物残留，术中是否发生呼吸暂停、出血、心力衰竭、气胸等并发症，便于有预见性和针对性的护理。

(4)并发症的观察与护理。①喉头水肿：婴幼儿患者，施行支气管镜取出异物术后，可发生喉头水肿。如患儿出现声音嘶哑、烦躁不安、吸气性呼吸困难等症状，应考虑有喉头水肿。此时密切观察呼吸，有无口唇、面色发绀等窒息的前驱症状。遵医嘱给予吸氧，应用足量抗生素及激素，定时雾化吸入。经上述处理仍无缓解，并呈进行性加重，及时告知医师，必要时行气管切开术解除梗阻；②气胸和纵隔气肿：术后患者出现咳嗽、胸闷、不同程度的呼吸困难应考虑可能并发气胸。立即听诊双肺呼吸音，密切观察呼吸情况、血氧饱和度等，及时通知医师。做好紧急胸腔穿刺放气和胸腔闭式引流的准备，并做好相应护理；③支气管炎、肺炎：注意呼吸道感染的早期征象。反复出现体温升高、咳嗽、气促、多痰等，在确定无异物残留的情况下应考虑并发支气管炎、肺炎等感染。应鼓励患者咳嗽，帮助其每小时翻身1次，定时拍背，促进呼吸道分泌物排出，必要时超声雾化吸入，湿化气道、稀释痰液，便于咳出。根据医嘱给予抗生素治疗。

(六)健康指导

呼吸道异物是最常见的儿童意外危害之一，但可以预防。应加强宣传教育，使人们认识呼吸道异物的危险性，掌握预防知识。

(1)避免给幼儿吃花生、瓜子、豆类等带硬壳的食物，避免给孩子玩能够进入口、鼻孔的细小玩具。

(2)教育儿童进食应保持安静，避免其间逗笑、哭闹、嬉戏或受惊吓，以免深吸气时将食物误吸入气道。

(3)教育儿童不要口中含物玩耍。成人要纠正口中含物作业的不良习惯。

(4)加强对昏迷及全麻患者的护理，防止呕吐物吸入下呼吸道，活动义齿应取下。

第二节 食管异物

食管异物是临床常见急诊之一，常发生于幼童及老人缺牙者。食管自上而下有4个生理狭窄，食管入口为第一狭窄，异物最常停留在食管入口。

一、食管异物的常见原因

(1)进食匆忙，食物未经仔细咀嚼而咽下，发生食管异物。

(2)进餐时注意力不集中，大口吞吃混有碎骨的汤饭。

(3)松动的牙齿或义齿脱落或使用义齿咀嚼功能差，口内感觉欠灵敏，易误吞。

(4)小儿磨牙发育不全，食物未充分咀嚼或将物件放在口中玩耍误咽等。

(5)食管本身的疾病如食管狭窄或食管癌时引起管腔变细。

二、食管异物的临床分级

Ⅰ级：食管壁非穿透性损伤(食管损伤达黏膜、黏膜下层或食管肌层，未穿破食管壁全层),伴少量出血或食管损伤局部感染。

Ⅱ级:食管壁穿透性损伤,伴局限性食管周围炎或纵隔炎,炎症局限且较轻。

Ⅲ级:食管壁穿透性损伤并发严重的胸内感染(如纵隔脓肿、脓胸),累及邻近器官(如气管)或伴脓毒症。

Ⅳ级:濒危出血型,食管穿孔损伤,感染累及主动脉,形成食管-主动脉瘘,发生致命性大出血。

三、食管异物的临床表现

(1)吞咽困难:小异物虽有吞咽困难,但仍能进流汁食;大异物并发感染可完全不能进食,重者饮水也困难。小儿患者常有流涎症状。

(2)疼痛:异物较小或较圆钝时,常仅有梗阻感。尖锐、棱角异物刺入食管壁疼痛明显,吞咽时疼痛更甚,患者常能指出疼痛部位。

(3)呼吸道症状:异物较大,向前压迫气管后壁时,或异物位置较高,未完全进入食管内压迫喉部时,可有呼吸困难。

(4)食管异物致食管穿破而引起感染者发生食管周围脓肿或脓胸,则可有胸痛、吐脓。损伤血管表现为呕血、黑粪、休克甚至死亡。

四、治疗原则

食管镜下取出异物;有食管穿孔者应禁经口进食、水,采用鼻饲及静脉给予营养;颈深部或纵隔脓肿形成者切开引流;给足量有效抗生素治疗;对症、支持治疗。

五、急救护理

(一)护理目标

(1)密切观察病情变化,使患者迅速接受治疗,提高救治成功率。

(2)协助患者迅速进入诊疗程序,完善围术期护理。

(3)预防各种并发症,提高救治成功率。

(4)保持呼吸道通畅,增加患者舒适感。

(5)帮助患者及家庭了解食管异物的有关知识。

(二)护理措施

1.密切观察病情变化

Ⅲ级、Ⅳ级食管异物患者病情危重、多变,胸腔、纵隔受累多见,而大血管损伤出血死亡率最高。

(1)给予持续心电、血压监护,密切监视心率和心律的变化。必要时需监测中心静脉压和血氧饱和度,随时观察患者的意识、神志变化。

(2)观察患者疼痛的部位、性质和持续时间,胸段食管异物痛常在胸骨后或背部;异物位于食管上段时,疼痛部位常在颈根部或胸骨上窝处,为诊断提供依据。

(3)观察有无呕血,估计出血量。观察大便次数、性质和量。注意肢体温度和湿度,睑结膜、皮肤与甲床色泽,如有异常及时通知医师。

(4)记录 24 小时出入量,病情危重者应记录每小时尿量。

(5)监测体温变化。食管穿孔后伴有局部严重感染,体温是观察、判断治疗效果的重要指标之一,每2 小时测量 1 次。如体温过高应给予物理降温,防止高热惊厥,如出现体温不升,伴血压下降、脉搏细速、面色苍白应警惕有大出血的发生,要及时报告医师。

(6)随时监测电解质,患者有不明原因的腹胀和肌无力要警惕低血钾,结合检查结果及时补钾。

(7)注意全身基础疾病的护理。既往有糖尿病、肝硬化等全身基础疾病者,预后极差。合并糖尿病患者,需监测血糖,维持在正常范围。合并高血压者,加强血压监测。

2.食管异物取出术的围术期护理

(1)患者入院后,详细询问病史,包括时间、吞入异物的种类、异物是否有尖、吞咽困难及疼痛部位、有无呛咳史等,以便与气管异物鉴别。及时进行胸片检查,确定异物存留部位,并通知患者禁食,备好手术器械,配合医师及早手术。

(2)注意患者有无疼痛加剧、发热及食管穿孔等并发症的症状。

(3)患者因异物卡入食管,急需手术治疗,常表现为精神紧张、恐惧,应耐心做好解释工作,说明手术的目的、过程,消除患者不良心理,并指导其术中如何配合,避免手术中患者挣扎,使异物不能取出或引起食管黏膜损伤等并发症。

(4)对异物嵌顿时间过长、合并感染、水与电解质紊乱者,首先应用有效的抗菌药物,静脉补液,给予鼻饲,补充足够的水分与营养,待炎症控制,纠正酸碱平衡紊乱后,及时进行食管镜检查加异物取出术。

(5)术前 30 分钟注射阿托品,减少唾液分泌,以利手术。将患者送入手术室,应将术前拍摄的胸片送入手术室,为手术医师提供异物存留部位的相关资料,避免手术盲目性。

(6)术后及时向术者了解手术过程是否顺利,异物是否取出,有无残留异物,并注意体温、脉搏、呼吸的变化，严密观察有无颈部皮下气肿、疼痛加剧、进食后呛咳、胸闷等症状。术后若出现颈部皮下气肿，局部疼痛明显或放射至肩背部，X线检查见纵隔气肿等，提示食管穿孔可能。

(7)术后禁食6小时，如病情稳定，可恢复软质饮食，如有食管黏膜损伤或炎症者，勿进食过早，应禁食48小时以上，以防引起食管穿孔，对发生穿孔者，应给予鼻饲，同时注意观察钾、钠、氯及非蛋白氮的变化，防止发生或加重水与电解质紊乱，从而加重病情。

3.并发症的护理

(1)食管周围炎：食管周围脓肿是较常见的并发症，常表现为局部疼痛加重，吞咽困难和发热。应严密观察病情，注意局部疼痛是否加剧，颈部是否肿胀，有无吞咽困难及呼吸困难等，定时测量体温、脉搏、呼吸，体温超过39 ℃者，在给予药物降温的同时，进行物理降温，按时、按量应用抗菌药物，积极控制炎症，给予鼻饲，加强口腔护理。

(2)食管气管瘘的护理：卧床休息，严密观察病情变化，应用大量有效的抗生素、静脉补液、鼻饲饮食，控制病情发展，避免发生气胸。对发生气胸者，进行胸腔闭式引流术，并严格按胸腔闭式引流术常规护理。

(3)食管主动脉瘘的护理：食管主动脉瘘是食管异物最严重的致死性并发症，重点应在预防，避免发生。一旦疑为此并发症，应严密观察出血先兆，从主动脉损伤到引起先兆性出血潜伏期一般约5天至3周，此期间应注意观察患者有无胸骨后疼痛、不规则低热等症状，同时做好抢救的各种准备工作，根据患者情况，配合医师进行手术治疗。

4.保持呼吸道通畅

食管异物严重并发症多有气道压迫和肺部感染，通气功能往往受到影响，应加强气道管理。

(1)给予半卧位，减轻压迫症状和肺淤血，以利于呼吸。

(2)吸氧：对呼吸困难、低氧血症患者应给予鼻导管或面罩吸氧，并监测血氧饱和度，定时行血气分析。

(3)及时清除气道分泌物：协助患者变换体位，轻拍其背部，鼓励咳嗽，促进呼吸道分泌物排除。对痰液黏稠者，应给予雾化吸入以稀释痰液，利于咳出；必要时可予以吸痰。

(4)有呼吸困难者，应做好气管插管和气管切开的准备。气管切开后做好气管切开护理，及时有效地吸痰。

5.维持营养和水、电解质平衡

(1)密切观察病情，严格记录出入量，准确分析、判断有无营养缺乏、失水等表现。

(2)做好胃管护理:食管穿孔患者安置胃管最好在食管镜下进行，避免盲法反复下插加重食管损伤。留置胃管者，要保持通畅、固定，防止脱出。管饲饮食要合理配搭，保证足够的热量和蛋白质，适当的微量元素和维生素，以促进伤口愈合。管饲的量应满足个体需要，一般每天 1 500～3 000 mL，具体应结合输入液量、丢失液量和患者饮食量来确定。

(3)维持静脉通畅:外周静脉穿刺困难者，应给予中心静脉置管，保证液体按计划输入。低位食管穿孔要禁止胃管管饲，可给予静脉高营养或胃造瘘。

(4)若有其他严重的基础疾病，应注意相应的特殊饮食要求，如糖尿病要控制糖的摄入，心脏病和肾脏病需限制钠盐及水分，以免顾此失彼。

6.做好心理护理，适时开展健康教育

由于病情重，病程长，患者往往有不良情绪反应，应关心、爱护患者，多与其交谈，建立良好的护患关系;介绍有关疾病的知识、治疗方法及效果，将检查结果及时告知患者，提高遵医率，消除不良情绪。在与患者交流中应介绍该病的预防知识，以防止疾病的发生。

(三)健康教育

食管异物虽不及气管异物危险，但仍是事故性死亡的一个原因，在护理上应予重视，加强卫生宣教，可减少食管异物发生，食管异物发生后尽早取出异物，可减少或避免食管异物所致的并发症。

(1)教育人们进食不宜太快，提倡细嚼慢咽，进食时勿高声喧哗、大笑。

(2)教育儿童不要把小玩具放在口中玩耍，小儿口内有食物时不宜哭闹、嬉笑奔跑等。工作时不要将钉子之类的物品含在口中边做事边从口中取用，以免误吞。

(3)照顾好年岁已高的老人，松动义齿应及时修复，戴义齿者尤应注意睡前将义齿取出，吃团块食物宜切成小块等。昏迷患者或做食管、气管镜检查者，应取下义齿。

(4)强酸、强碱等腐蚀性物品要标记清楚，严格管理，放在小孩拿不到的地方。

(5)误吞异物后要及时到医院就诊，不要强行自吞。切忌自己吞入饭团、韭菜等食物，以免加重损伤或将异物推入深部，增加取出难度。

第三节 胸部损伤

胸廓由胸椎、胸骨、肋骨和肋间组织组成，外有胸壁和肩部肌肉，内有胸膜。上口由胸骨上缘和第1肋组成，下口为膈所封闭，主动脉、胸导管、奇静脉、食管和迷走神经及下腔静脉穿过各自裂孔进入腹腔。膈是重要呼吸肌，呼气时变为圆顶形，吸气时变为扁平以增加胸腔容量。

纵隔为两肺间的胸内空隙，前为胸骨，后为胸椎，两侧为左右胸膜。除两肺外，胸内器官均居于纵隔。纵隔的位置有赖于两侧胸膜腔压力的平衡。

胸膜腔左右各一。胸膜有内外两层，即脏层和壁层，两层间为潜在的胸膜腔，只有少量浆液。腔内压力为－0.79～－0.98 kPa（－8～－10 cmH_2O），如负压消失肺即萎陷，故在胸部损伤或开胸手术后，保持胸膜腔内的负压，至关重要。

一、病因与发病机制

胸部损伤一般根据是否穿破壁层胸膜，造成胸膜腔与外界相通而分为闭合性和开放性损伤两类。闭合性损伤多由暴力挤压、冲撞或钝器打击胸部引起，轻者造成胸壁软组织挫伤或单根肋骨骨折，重者可发生多根多处肋骨骨折或伴有胸腔内器官损伤；开放性损伤多为利器或枪弹伤所致，胸膜的完整性遭到破坏，导致开放性气胸或血胸，并常伴有胸腔内器官损伤，若同时伤及腹部脏器，称之为胸腹联合伤。

二、临床表现

（一）胸痛

胸痛是胸部损伤的主要症状，常位于受损处，伴有压痛，呼吸时加剧。

（二）呼吸困难

胸部损伤后，疼痛可使胸廓活动受限、呼吸浅快。血液或分泌物堵塞气管、支气管，肺挫伤导致肺水肿、出血或淤血，气、血胸使肺膨胀不全等均致呼吸困难。多根多处肋骨骨折，胸壁软化引起胸廓反常呼吸运动，则加重呼吸困难。

（三）咯血

小支气管或肺泡破裂，出现肺水肿及毛细血管出血者，痰中常带血或咯血；大支气管损伤者，咯血量较多，且出现较早。

(四)休克

胸内大出血、张力性气胸、心包腔内出血、疼痛及继发感染等，均可导致休克的发生。

(五)局部体征

因损伤性质和轻重而不同，可有胸部挫裂伤、胸廓畸形、反常呼吸运动、皮下气肿、骨摩擦音、伤口出血、气管和心脏向健侧移位征象。胸部叩诊呈鼓音或浊音，听诊呼吸音减低或消失。

三、护理

(一)护理目标

(1)患者能采取有效的呼吸方式或维持氧的供应，肺内气体交换得到改善。

(2)患者掌握正确的咳嗽排痰方法，保持呼吸道通畅和胸腔闭式引流的效果。

(3)维持体液平衡和血容量。

(4)疼痛缓解或消失。

(5)患者情绪稳定，解除或减轻心理压力。

(6)防治感染，并发症及时发现或处理。

(二)护理措施

1.严密观察生命体征和病情变化

如患者出现烦躁、口渴、面色苍白、呼吸短促、脉搏快弱、血压下降等休克时，应针对导致休克的原因加强护理。失血性休克的患者，应在中心静脉压的监测下，迅速补充血容量，维持水、电解质和酸碱平衡。对开放性气胸，应立即在深呼气末用无菌凡士林纱布及厚棉垫加压封闭伤口，以避免纵隔扑动。张力性气胸则应迅速在患者锁骨中线第 2 肋间行粗针头穿刺减压，置管行胸腔闭式引流术，以降低胸膜腔压力，减轻肺受压，改善呼吸和循环功能。

经以上措施处理后，病情无明显好转，血压持续下降或一度好转后又继续下将，血红蛋白、红细胞计数、血细胞比容持续降低，胸穿抽出血很快凝固或因血凝固抽不出血液，X 线显示胸膜腔阴影继续增大，胸腔闭式引流抽出血量≥200 mL/h，持续时间＞3 小时，应考虑胸膜腔内有活动性出血，咯血或咯大量泡沫样血痰，呼吸困难加重，胸腔闭式引流有大量气体溢出，常提示肺、支气管严重损伤，应迅速做好剖胸手术准备工作。

2.多肋骨骨折

应紧急行胸壁加压包扎固定或牵引固定，矫正胸壁凹陷，以消除或减轻反常呼吸运动，维持正常呼吸功能，促使伤侧肺膨胀。

3.保持呼吸道通畅

严密观察呼吸频率、幅度及缺氧症状，给予氧气吸入，氧流量 2～4 L/min。鼓励和协助患者有效咳嗽排痰，痰液黏稠不易排出时，应用祛痰药及超声雾化或氧气雾化吸入。疼痛剧烈者，遵医嘱给予止痛剂。及时清除口腔、上呼吸道、支气管内分泌物或血液，可采用鼻导管深部吸痰或支气管镜下吸痰，以防窒息。必要时行气管切开呼吸机辅助呼吸。

4.解除心包压塞

疑有心脏压塞患者，应迅速配合医师施行剑突下心包穿刺或心包开窗探查术，以解除急性心包压塞，并尽快准备剖胸探查术。术前快速大量输血、抗休克治疗。对刺入心脏的致伤物尚留存在胸壁，手术前不宜急于拔除。如发生心搏骤停，须配合医师急行床旁开胸挤压心脏，解除心包压塞，指压控制出血，并迅速送入手术室继续抢救。

5.防治胸内感染

胸部损伤尤其是胸部穿透伤引起血胸的患者易导致胸内感染，要密切观察体温的变化，定时测体温。在清创、缝合、包扎伤口时注意无菌操作，防止伤口感染，合理使用抗生素。高热患者，给予物理或药物降温。患者出现寒战、发热、头痛、头晕、疲倦等中毒症状，血常规示白细胞计数升高，胸穿抽出血性混浊液体，并查见脓细胞，提示血胸已继发感染形成脓胸，应按脓胸处理。

6.行闭式引流

行胸穿或胸腔闭式引流术患者，按胸穿或胸腔闭式引流常规护理。

7.做好生活护理

因伤口疼痛及带有各种管道，患者自理能力下降，护士应关心体贴患者，根据患者需要做好生活护理。协助患者床上排大小便，做好伤侧肢体及肺的功能锻炼，鼓励患者早期下床活动。

8.做好心理护理

患者由于意外创伤的打击，对治疗效果担心，对手术恐惧，患者表现为心情紧张、烦躁、忧虑等。护士应加强与患者沟通，做好心理护理。向患者及其家属解释各项治疗、护理过程，愈后情况及手术的必要性，提供有关疾病变化及各种治疗信息，鼓励患者树立信心，积极配合治疗。

第四节 心脏损伤

心脏损伤是暴力作为一种能量作用于机体，直接或间接转移到心脏所造成的心肌及其结构的损伤，直至心脏破裂。心脏损伤又有闭合性和穿透性损伤的区别。

一、闭合性心脏损伤

心脏闭合性损伤又称非穿透性心脏损伤或钝性心脏损伤。实际发病率远比临床统计的要高。许多外力作用都可以造成心脏损伤，包括：①暴力直接打击胸骨传递到心脏；②车轮碾压过胸廓，心脏被挤压于胸骨椎之间；③腹部或下肢突然受到暴力打击，通过血管内液压作用到心脏；④爆炸时高击的气浪冲击。

1.心包损伤

心包损伤指暴力导致的心外膜和/或壁层破裂和出血。

(1)分类：心包是一个闭合纤维浆膜，分为脏、壁两层。心包伤分为胸膜-心包撕裂伤和膈-心包撕裂伤。

(2)临床表现：单纯心包裂伤或伴少量血心包时，大多数无症状，但如果出现烦躁不安、气急、胸痛，特别当出现循环功能不佳、低血压和休克时，则应想到急性心脏压塞的临床征象。

(3)诊断。①心电图(ECG)检查：低电压、ST 段和 T 波的缺血性改变；②二维超声心动图(UCG)检查：心包腔有液平段，心排幅度减弱，心包腔内有纤维样物沉积。

(4)治疗：心包穿刺术(图 5-1)、心包开窗探查术(图 5-2)、开胸探查术。

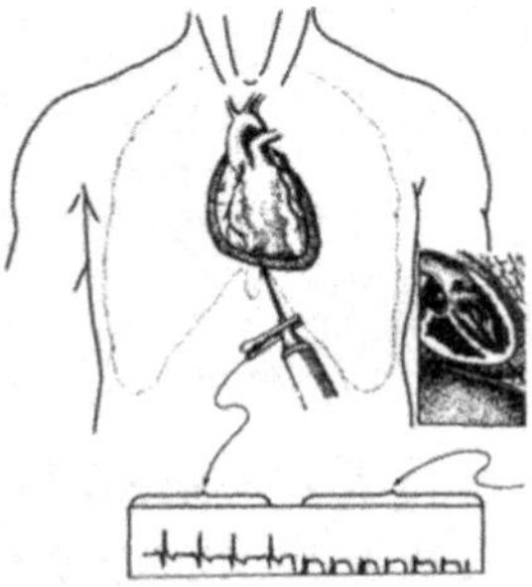

图 5-1 心包穿刺示意图

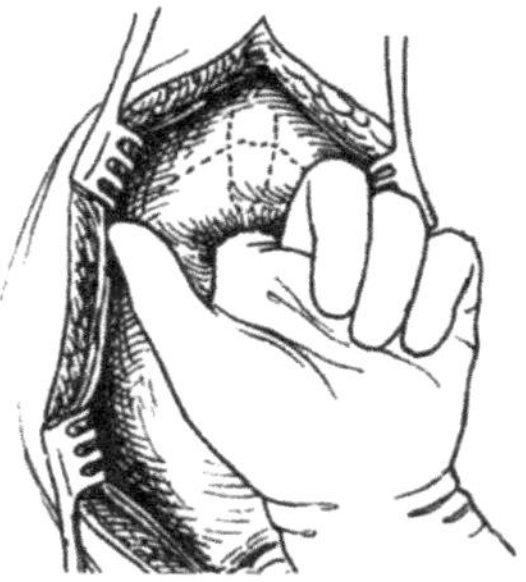

图 5-2 心包探查示意图

2.心肌损伤

所有因钝性暴力所致的心脏创伤,如果无原发性心脏破裂或心内结构(包括间隔、瓣膜、腱束或乳头肌)损伤,统称心肌损伤。

(1)原因:一般是由于心脏与胸骨直接撞击,心脏被压缩造成的不同程度心肌损伤,最常见的原因是汽车突然减速时方向盘的撞击。

(2)临床表现:主要症状取决于创伤造成心肌损伤的程度和范围。轻度损伤可无明显症状;中度损伤出现心悸、气短或一过性胸骨后疼痛;重度可出现类似心绞痛症状。

(3)检查方法。轻度 ECG 无改变,异常 ECG 分两类。①心律失常和传导阻滞;②复极紊乱。X 线片一般无明显变化。UCG 可直接观测心脏结构和功能变化,在诊断心肌挫伤以评估损伤程度上最简便、快捷、实用。

(4)治疗:主要采用非手术治疗。①一般心肌挫伤的处理:观察 24 小时,充分休息,检查 ECG 和激肌酸激酶同工酶(CPK-MB)。②有冠状动脉粥样硬化性心脏病(CAD)者:在 ICU 监测病情变化,可进行血清酶测定除外 CAD;③临床上有低心排血量或低血压者:常规给予正性肌力药,必须监测中心静脉压(CVP),适当纠正血容量,避免输液过量。

3.心脏破裂

闭合性胸部损伤导致心室或心房全层撕裂,心腔内血液进入心包腔和经心包裂口流进胸膜腔。患者可因急性心脏压塞或失血性休克而死亡。

(1)原因:一般认为外力作用于心脏后,心腔易发生变形并吸收能量,当外力超过心脏耐受程度时,即出现原发性心脏破裂。

(2)临床表现:血压下降、中心静脉压高、心动过速、颈静脉扩张、发绀、对外界无反应;伴胸部损伤,胸片显示心影增宽。

(3)诊断。①ECG:观察 ST 段和 T 段的缺血性改变或有无心梗图形;②X 线和 UCG:可提示有无心包积血和大量血胸的存在。

(4)治疗:紧急开胸解除急性心脏压塞和修补心脏损伤是抢救心脏破裂唯一有效的治疗措施。

二、穿透性心脏损伤

该损伤以战时多见,按致伤物质不同可分为火器伤和刃器伤两大类。

(一)心脏穿透伤

(1)临床表现:主要表现为失血性休克和急性心脏压塞。前者早期有口渴、呼吸浅、脉搏细、血压下降、烦躁不安和出冷汗;后者有呼吸急促、面唇发绀、血压下降、脉搏细速、颈静脉怒张并有奇脉。

(2)诊断。①ECG:血压下降 ST 段和 T 波改变;②UCG:诊断价值较大;③心包穿刺:对急性心脏压塞的诊断和治疗都有价值。

(3)治疗:快速纠正血容量,并迅速进行心包穿刺或同时在急诊室紧急气管内插管进行开胸探查。

(二)冠状动脉穿透伤

冠状动脉穿透伤是心脏损伤的一种特殊类型,即任何枪弹或锐器在损伤心脏的同时也刺伤冠状动脉,主要表现为心外膜下的冠状动脉分支损伤,造成损伤远侧冠状动脉供血不足。

(1)临床表现:单纯冠脉损伤,可出现急性心脏压塞或内出血征象。冠状动脉瘘者心前区可闻及连续性心脏杂音。

(2)诊断:较小分支损伤很难诊断;较大冠脉损伤,ECG 主要表现为创伤相应部位出现心肌缺血和心肌梗死图形。若心前区出现均匀连续性心脏杂音,则提示有外伤性冠状动脉瘘存在。

(3)治疗:冠脉小分支损伤可以结扎;主干或主要分支损伤可予以缝线修复;如已断裂则应紧急行心肺复苏术。

三、护理问题

(一)疼痛

疼痛与心肌缺血有关。

(二)有休克的危险

休克与大量出血有关。

四、护理措施

（一）维持循环功能，配合手术治疗

（1）迅速建立静脉通路。

（2）在中心静脉压及肺动脉楔压监测下，快速补充血容量，积极抗休克治疗并做好紧急手术准备。

（二）维持有效的呼吸

（1）半卧位，吸氧；休克者取平卧位或中凹卧位。

（2）清除呼吸道分泌物，保持呼吸道通畅。

（三）急救处理

（1）心脏压塞的急救：一旦发生，应迅速进行心包穿刺减压术。

（2）凡确诊为心脏破裂者，应做好急症手术准备，充分备血。

（3）出现心脏停搏立即进行心肺复苏术。

（4）备好急救设备及物品。

（四）心理护理

严重心脏损伤者常出现极度窘迫感，应提供安静舒适的环境，采取积极果断的抢救措施，向患者解释治疗的过程和治疗计划，使患者情绪稳定。

第六章

肝胆外科护理

第一节　肝　脓　肿

肝脓肿是肝受感染后形成的脓肿。根据致病微生物不同分为细菌性肝脓肿和阿米巴性肝脓肿两种。临床上细菌性肝脓肿最多见，其中胆道感染是最常见的病因，细菌可经过胆道、肝动脉、门静脉、淋巴系统等侵入。主要症状是寒战、高热、肝区疼痛和肝大。体温可高达 39～40 ℃，病情急骤严重，全身中毒症状明显。细菌性肝脓肿可引起急性化脓性腹膜炎、膈下脓肿、脓胸、化脓性心包炎等并发症，严重者可致心脏压塞。辅助检查包括实验室检查和影像学检查，B 超是肝脓肿的首选检查方法。阿米巴性肝脓肿是肠道阿米巴感染的并发症，绝大多数是单发。处理原则为全身营养支持治疗，大剂量、联合应用抗菌药物，穿刺抽脓或置管引流，必要时行切开引流或肝叶切除。

一、常见护理诊断/问题

(一)体温过高

体温过高与肝脓肿及其产生的毒素吸收有关。

(二)疼痛

疼痛与脓肿导致肝包膜张力增加或穿刺、手术治疗有关。

(三)营养失调:低于机体需要量

低于机体需要量与进食减少、感染、高热引起分解代谢增加有关。

(四)潜在并发症

腹膜炎、膈下脓肿、胸腔感染、出血及胆漏。

二、护理措施

(一)非手术治疗的护理/术前护理

1.高热护理

密切监测体温变化,遵医嘱给予物理降温或药物降温,必要时做血培养;及时更换汗湿的衣裤和床单,保持舒适。

注意降温过程中观察出汗情况,注意保暖等。鼓励患者多饮水,每天至少摄入 2 000 mL 液体,口服不足者应加强静脉补液、补钠,纠正体液失衡,防止患者因大量出汗引起虚脱。

2.用药护理

(1)遵医嘱早期使用大剂量抗菌药物以控制炎症,促使脓肿吸收自愈。注意把握用药间隔时间与药物配伍禁忌。

(2)阿米巴性肝脓肿使用抗阿米巴药物,如甲硝唑、氯喹等。甲硝唑为首选药物,一般用药2 天后见效,6～9 天体温可降至正常。如“临床治愈”后脓腔仍存在者,可继续服用 1 个疗程的甲硝唑。氯喹多用于对甲硝唑无效的病例,但对心血管有不良反应如心肌受损等,应特别注意。

(3)长期使用抗菌药物者,应警惕假膜性肠炎和继发双重感染。糖尿病患者免疫功能低下,长期应用抗菌药物,可能发生口腔、泌尿系统、皮肤黏膜、肠道的各种感染。

3.营养支持

肝脓肿是一种消耗性疾病,应鼓励患者多食高蛋白、高热量、富含维生素及膳食纤维的食物;进食困难、食欲缺乏、贫血、低蛋白血症、营养不良者应适当给予清蛋白、血浆、氨基酸等营养支持。

4.病情观察

加强对生命体征和腹部、胸部症状、体征的观察。观察患者体温变化;及早发现有无脓肿破溃引起的腹膜炎、膈下脓肿、胸腔感染等并发症。肝脓肿患者如继发脓毒血症、急性化脓性胆管炎或出现中毒性休克征象时,应立即通知医师并协助抢救。

(二)经皮肝穿刺抽脓或脓肿置管引流的护理

1.术前护理

(1)解释:向患者和家属解释经皮肝穿刺抽脓或脓肿置管引流的方法、效果及配合要求;嘱患者术中配合做好双手上举、平卧位或侧卧位,以利于穿刺操作。

(2)协助做好穿刺药物和物品准备。

2.术后护理

(1)穿刺后护理:每小时测量血压、脉搏、呼吸,平稳后可停止,如有异常及时汇报医师。观察穿刺点局部有无渗血、脓液渗出、血肿等。

(2)引流管护理:如脓液较稠、抽吸后脓腔不能消失、脓液难以抽净者,留置管道引流。要点:①妥善固定,防止滑脱;②取半卧位,以利引流和呼吸;③保持引流管通畅,勿压迫、折叠管道。必要时协助医师每天用生理盐水或含抗菌药物盐水或持续冲洗脓腔,冲洗时严格无菌原则,注意出入量,观察和记录脓腔引流液的颜色、性状及量;④预防感染,适时换药,直至脓腔愈合;⑤拔管,B超复查脓腔基本消失或脓腔引流量少于10 mL/d,可拔除引流管。

(3)病情观察:观察患者有无发热、肝区疼痛等,观察肝脓肿症状和改善情况,适时复查B超,了解脓肿好转情况。位置较高的肝脓肿,穿刺后应注意呼吸、胸痛及胸部体征,及时发现气胸、脓胸等并发症。

(三)手术治疗的护理

手术方式有切开引流和肝叶切除两种。

1.术前准备

协助做好术前检查,术前常规准备等。

2.术后护理

(1)疼痛护理。①评估疼痛的诱发因素、伴随症状,观察并记录疼痛程度、部位、性质及持续时间等;②遵医嘱给予镇痛药物,并观察药物效果和不良反应;③指导患者采取放松和分散注意力的方法应对疼痛。

(2)病情观察:行脓肿切开引流者观察患者生命体征、腹部体征,注意有无脓液流入患者腹腔而并发腹腔感染。观察肝脓肿症状和改善情况,适时复查B超,了解脓肿好转情况。

(3)肝叶切除护理:术后24小时内应卧床休息,避免剧烈咳嗽,以防出血。给予氧气吸入,保证血氧浓度,促进肝创面愈合。

(四)术后并发症的观察和护理

出血,胆汁漏等并发症。

三、健康教育

(一)预防复发

(1)有胆道感染等疾病者应积极治疗原发病灶。

(2)多饮水,进食高热量、高蛋白、富含维生素和纤维素营养丰富易消化的食物,增强体质,提高机体免疫力。

(3)注意劳逸结合,避免过度劳累。

(4)遵医嘱按时服药,不得擅自改变药物剂量或随意停药。

(5)合并糖尿病患者,让其了解控制血糖在本病治疗中的重要性,应注意维持血糖。嘱遵医嘱按时注射胰岛素或口服降糖药物,定时监测血糖,控制空腹血糖在 5.8～7.0 mmol/L,餐后2 小时血糖为 8～11 mmol/L。

(6)注意饮食卫生,不喝生水,不进食不卫生、未煮熟的食物。

(二)自我观察与复查

遵医嘱定期复查。若出现发热、腹部疼痛等症状,警惕有复发的可能,应及时就诊。

第二节 肝 癌

肝癌是全球第五大常见癌症,位居癌症死亡原因的第二位,以 40～50 岁男性多见,可分为原发性和转移性两类。原发性肝癌的发病与病毒性肝炎、肝硬化、酒精、黄曲霉素等致癌物质密切相关。肝癌有三种病理组织学类型,包括肝细胞、胆管细胞及混合型,以肝细胞型多见。转移性肝癌系肝外器官的原发癌或肉瘤转移到肝所致。早期肝癌表现隐匿,一旦出现症状和体征多为中晚期,表现为肝区疼痛、肝大、食欲缺乏、乏力、消瘦、贫血、黄疸等。若转移至远处器官则可产生相应症状。对有肝脏病史的中年人,若出现相应症状,结合影像学(B 超是肝癌定位、筛查的首选方法)、血清甲胎蛋白、肝穿刺活组织病理学检查等有助于早期诊断。肝癌的治疗包括手术切除、射频消融、介入治疗、靶向治疗等,以手术为主的综合治疗是延长患者生存期的关键。

一、护理评估

(一)术前评估

1.健康史

(1)个人情况:患者的年龄、性别、居住地、烟酒史,饮食、饮水、生活习惯(如长期进食含黄曲霉菌、亚硝胺类的食物,接触其他致癌物质等)等。

(2)既往史:有无病毒性肝炎、肝硬化等肝病史;有无癌肿和手术史;过敏史等。

(3)其他:家族中有无肝癌或其他癌症患者。

2.身体状况

(1)肝区疼痛的性质和程度。

(2)是否有肝病面容、贫血、黄疸、脾大、水肿等体征。

(3)是否有消瘦、乏力、食欲减退及恶病质表现。

(4)是否有肝性脑病、上消化道出血及各种感染。

(5)患者肝功能有无受损,甲胎蛋白水平是否升高,B 超、CT 等影像学检查有无异常。

3.心理-社会状况

(1)患者和家属对肝癌及治疗方案、预后的认知程度。

(2)患者和家属是否担心手术疗效、术后并发症及肝癌预后。

(3)亲属对患者的关心、支持程度,家庭对患者疾病治疗的经济承受能力,社会和医疗保障系统支持程度。

(二)术后评估

(1)手术、麻醉方式,术中出血、补液、输血及引流管等情况。

(2)严密监测患者意识状态、生命体征、血氧饱和度、尿量、肝功能等;观察腹部体征与切口情况、腹腔引流管是否通畅,引流液的颜色、量及性状等。

(3)肝功能恢复情况。

(4)有无腹腔内出血、肝性脑病、膈下积液或脓肿、肺部感染等并发症发生。

二、常见护理诊断/问题

(一)疼痛

疼痛与肿瘤迅速生长导致肝包膜张力增加或手术创伤、介入、射频消融治疗不适有关。

(二)营养失调:低于机体需要量

低于机体需要量与消化功能紊乱、放疗及化疗引起的胃肠道不良反应、肿瘤消耗等有关。

(三)焦虑、恐惧

焦虑、恐惧与担忧手术效果、疾病预后及生存期限有关。

(四)潜在并发症

腹腔内出血、肝性脑病、膈下积液或脓肿、胆汁漏、肺部感染。

三、护理目标

(1)患者自述疼痛减轻或无痛。

(2)患者营养需求基本得到满足,体重未见明显减轻。

(3)患者能正确面对疾病、手术和预后,积极配合治疗。

(4)患者未发生并发症或并发症被及时发现和处理。

四、护理措施

(一)手术治疗的护理

1.术前护理

(1)心理护理:积极主动关心患者,鼓励患者说出内心感受,疏导、安慰患者,根据患者个体情况提供信息,说明手术的意义、重要性及手术方案,讲解手术成功案例,帮助患者树立战胜疾病的信心,减轻患者焦虑和恐惧。

(2)疼痛护理。①评估疼痛发生的时间、部位、性质、诱因、程度及伴随症状;②遵医嘱给予镇痛药物,并观察药物效果和不良反应;③指导患者采取放松和分散注意力的方法应对疼痛。

(3)改善营养状况:给予高蛋白、高热量、高维生素、易消化饮食;合并肝硬化有肝功能损害者,应适当限制蛋白质摄入。必要时可给予肠内外营养支持,输血浆或清蛋白,以改善贫血、纠正低蛋白血症,提高手术耐受力。

(4)用药护理:遵医嘱给予护肝药物,如甘草酸二胺、还原性谷胱甘肽、多烯磷脂酰胆碱、熊去氧胆酸等;避免使用巴比妥类、红霉素、盐酸氯丙嗪等有损肝脏的药物。

(5)维持体液平衡:肝功能不良伴腹水者,需严格控制水和钠盐的摄入,摄水量不应超过2 000 mL/d,摄钠量少于0.5 g/d(折合成氯化钠,应少于1.5 g);若伴有水肿及血钠降低者,则摄水量严格控制在1 000～1 500 mL/d;同时遵医嘱合理补液和利尿,注意纠正低钾血症等水电解质失衡;准确记录24小时出入量;每天观察、记录体重及腹围变化。

(6)预防出血。①改善凝血功能,大多数肝癌合并肝硬化,术前3天开始给予维生素 K_1,适当补充血浆和凝血因子,以改善凝血功能,预防术中、术后出血;②告知患者避免致癌肿破裂出血或食管下段胃底静脉曲张破裂出血的诱因,如剧烈咳嗽、用力排便等使腹内压骤升的动作和外伤等;③癌肿直径>10 cm 时,嘱患者卧床休息,避免活动幅度过大导致癌肿破裂;④若患者突发腹痛伴腹膜刺激征,应高度怀疑肝癌破裂出血,立即通知医师,做好急症手术的各项准备。

(7)术前准备:协助做好术前检查;术前常规准备。

2.术后护理

(1)病情观察:密切观察生命体征、神志、面色、尿量、中心静脉压、切口渗血渗液及腹腔引流液的量和颜色等的变化,并做好记录。

(2)休息与活动:术后患者麻醉清醒、生命体征平稳后取半卧位。根据患者术式及机体恢复情况逐步由半坐卧位、坐位过渡到下床活动。随着加速康复外科技术的推广和应用,肝脏手术患者术后下床活动时间已逐渐提前。

(3)疼痛护理。①评估疼痛发生的时间、部位、性质、程度;②遵医嘱给予镇痛药物;③密切观察镇痛泵的泵入速度、剂量、输注管路是否通畅、镇痛泵的效果及不良反应;④指导患者减轻疼痛及转移注意力的方式,如听音乐、松弛疗法、加强护患沟通等。

(4)饮食指导:术后早期禁食,禁食期间予肠外营养支持,术后 24~48 小时可进食流质,逐步改为半流质和软食。随着加速康复外科技术的推广和应用,肝脏手术患者术后麻醉完全清醒即可少量饮水,自术后第一天开始,饮食可逐渐由流质过渡到半流质、软食。

(5)腹腔引流管的护理:引流腹腔积聚的液体,防止腹腔继发感染。要点:①妥善固定,防止滑脱;②保持引流通畅,防止引流管受压和扭曲;如引流管被凝血块、组织碎屑等堵塞,应反复挤压促其排出,必要时协助医师用生理盐水冲洗;③观察引流液的颜色、量及性质,并记录;④严格无菌操作,定时更换引流袋,防止感染;⑤拔管:置管 3~5 天,如引流液颜色较淡,24 小时少于20 mL,腹部无阳性体征者可考虑拔管。

3.术后并发症的观察及护理

(1)腹腔出血:是肝切除术后常见的并发症之一,术后 24 小时易发生。

观察:术后 48 小时内应严密观察生命体征变化,严密观察引流液的量、性质及颜色。短时间内引流管引出大量鲜红色血液,1 小时内引流出 200 mL 以上或每小时 100 mL 持续 3 小时以上的鲜红色血性液体,应考虑活动性腹腔出血,立即通知医师及时处理。

护理。①体位与活动,术后 24 小时内卧床休息,避免剧烈咳嗽和打喷嚏等,以防止术后肝断面出血;②输液、输血,若短期内或持续引流较大量的鲜红色血性液体，经输血、输液，患者血压、脉搏仍不稳定时，应做好再次手术的准备；③若明确为凝血机制障碍性出血，可遵医嘱给予凝血酶原复合物、纤维蛋白原，输新鲜血等。

（2）肝性脑病：见门静脉高压症患者的护理。

（3）膈下积液及脓肿的观察与护理内容如下。

观察：发生在术后1周。患者术后体温下降后再度升高，或术后发热持续不退，同时伴右上腹胀痛、呃逆、脉速、白细胞计数升高，中性粒细胞百分比达90%以上，应疑有膈下积液或膈下脓肿。B超检查可明确诊断。

护理：①协助医师行B超定位引导穿刺抽脓或置管引流，后者应加强冲洗和吸引护理；②患者取半坐位，以利于呼吸和引流；③严密观察体温变化，鼓励患者多饮水；④遵医嘱加强营养支持和抗菌药物的应用护理。

（4）胸腔积液的观察与护理内容如下。

观察：患者胸闷、气促、发热情况。

护理：①协助医师行穿刺抽胸腔积液，行胸腔闭式引流者，做好胸腔闭式引流护理；②遵医嘱加强保肝治疗，给予高蛋白饮食，必要时遵医嘱给予清蛋白、血浆及利尿剂应用。

（5）胆汁漏的观察与护理内容如下。

观察：腹痛、发热和腹膜刺激征，切口有无胆汁渗出和/或腹腔引流液有无含胆汁。

护理：①胆汁渗出者，注意保护局部皮肤；②协助医师调整引流管，保持引流通畅，并注意观察引流液的颜色、量与性状；③如发生局部积液，应尽早行B超定位穿刺置管引流；④如发生胆汁性腹膜炎，应尽早手术。

（二）介入治疗的护理

1.介入治疗前准备

（1）解释：向患者及家属解释介入治疗的目的、方法及治疗的重要性和优点。嘱患者术中配合体位。

（2）饮食：术前禁食水4小时。

（3）穿刺处皮肤准备，备好所需物品及化疗、止吐药品等。

2.介入治疗后的护理

（1）预防出血：术后取平卧位休息24小时，穿刺处沙袋加压1小时，肢体制动6小时，弹力绷带加压包扎防止局部出血。

（2）鼓励患者多饮水：每天饮水2 000 mL以上，减轻化疗药物对肾的毒副作用,同时观察排尿及肾功能情况。

(3)栓塞后综合征的护理:肝动脉栓塞化疗后多数患者可出现发热、肝区疼痛、恶心、呕吐、心悸、白细胞计数下降等临床表现,称为栓塞后综合征。要点:①肝区疼痛,由肝动脉栓塞后,肝脏水肿,肝被膜张力增大所致。轻度可不处理或给予少量对肝脏无害的镇静剂,一般 48 小时后腹痛可减轻或消失。重度持续疼痛,考虑是否合并其他并发症,如胆囊动脉栓塞致胆囊坏死等。必要时可适当给予止痛剂;②发热,机体对坏死组织重吸收的不良反应,轻度发热可不必处理。若体温高于 38.5 ℃,可予物理、药物降温;③恶心、呕吐,为化疗药物的反应,嘱患者深呼吸,及时擦去呕吐物并漱口,遵医嘱对症治疗;④白细胞计数低于 4×10^9/L 时,应暂停化疗并应用升白细胞药。

3.并发症的观察及护理

(1)穿刺部位血肿。①观察,定时观察穿刺处有无肿胀或渗血;②护理,一旦发现渗血,立即指压穿刺处直至出血停止,并报告医师给予更换绷带,重新加压包扎。

(2)上消化道出血。①观察,呕吐液和大便的颜色、性状及量;②护理,遵医嘱应用制酸药和保护胃黏膜药物,发生呕血者头偏向一侧,防止误吸;暂禁食,及时通知医师并协助处理。

(3)股动脉栓塞。①观察,术后密切观察穿刺侧肢体皮肤颜色、温度、感觉、足趾运动及足背动脉搏动情况,并与对侧对比。若出现足背动脉搏动减弱或消失,下肢皮肤苍白、变凉且伴有麻木感,应警惕为股动脉栓塞;②护理,一旦发现,立即抬高患肢,热敷,遵医嘱应用扩张血管及解痉药物。注意禁忌按摩,以防栓子脱落。

(三)射频、微波治疗的护理

有开腹射频、微波治疗和经皮射频、微波治疗。开腹射频、微波治疗护理同肝癌的围术期护理。

1.经皮射频、微波治疗前准备

(1)解释:向患者及家属解释射频、微波治疗的目的、方法及治疗的重要性和优点。嘱患者术前进行屏气锻炼、术中配合体位。

(2)饮食:术前禁食禁水 4～6 小时。

2.经皮射频、微波治疗后的护理

(1)穿刺点护理:术后按压穿刺点 30 分钟,观察穿刺点有无出血。

(2)病情观察:术后 6 小时密切观察患者病情,给予心电监护,注意心率和血压的变化，及时发现出血征象，如血压突然下降、腹痛、大汗淋漓、腹部移动性浊音等。

(3)发热、恶心、呕吐：是术后常见的反应。如果出现高热或发热持续不退，应考虑感染可能。对食管静脉曲张者，如有严重呕吐，应及时控制，避免诱发曲张静脉破裂出血。

(4)疼痛护理：评估疼痛程度、部位、性质、持续时间等，指导患者采取放松和分散注意力的方法应对疼痛，必要时遵医嘱给予镇痛药物。

3.并发症的观察及护理

出血、胆汁漏、胸腔积液等并发症。

五、健康教育

(一)疾病指导

注意防治肝炎，不吃霉变食物、饮用安全水。有肝炎、肝硬化病史者和肝癌高发地区人群，应定期做甲胎蛋白检测或B超检查，以期早期发现，早期诊断及治疗。

(二)休息与活动

术后3个月内保证充分休息，避免重体力活动或过度劳累，注意劳逸结合，进行适当锻炼，如散步、慢跑；保持情绪稳定和心情愉快，避免精神紧张和情绪激动。

(三)饮食指导

进食高热量、优质蛋白质、富含维生素和纤维素的食物。食物以清淡、易消化为宜。若有腹水、水肿，应控制水和食盐的摄入量，如有肝性脑病征象或血氨升高，应限制蛋白质摄入。

(四)用药指导

指导患者按医嘱服用抗病毒及保肝药物，服用抗病毒药必须按时坚持服用，不能随便中断。避免使用损害肝功能的药物。

(五)自我观察与复查

定期复诊，第1年每1～2个月复查甲胎蛋白、胸片和B超检查1次，必要时行CT检查。若患者出现发热、水肿、体重减轻、出血倾向，黄疸和乏力等症状及时就诊，以便早期发现临床复发或转移。

六、护理评价

(1)患者是否疼痛减轻或无痛。

(2)患者营养状况是否改善,体重得以维持或增加。

(3)患者情绪是否稳定,积极配合治疗。

(4)患者有无发生并发症或并发症是否被及时发现与处理。

第三节 胆 囊 炎

一、疾病概述

(一)概念

胆囊炎是指发生在胆囊的细菌性和/或化学性炎症。根据发病的缓急和病程的长短分为急性胆囊炎、慢性胆囊炎和慢性胆囊炎急性发作三类。约95%的急性胆囊炎患者合并胆囊结石,称为急性胆石性胆囊炎;未合并胆囊结石者,称为急性非结石性胆囊炎。胆囊炎的发病率很高,仅次于阑尾炎。年龄多见于35岁以后,以40~60岁为高峰。女性发病率约为男性的4倍,肥胖者多于其他体型者。

(二)病因

1.急性胆囊炎

急性胆囊炎是外科常见急腹症,其发病率居于炎性急腹症的第二位,仅次于急性阑尾炎,女性居多。急性胆囊炎的病因复杂,胆囊结石和细菌感染是引发急性胆囊炎的两大重要因素。

(1)胆道阻塞:由于结石阻塞或嵌顿于胆囊管或胆囊颈,导致胆汁排出受阻,胆汁潴留,其中水分吸收而胆汁浓缩,胆汁中的胆汁酸刺激胆囊黏膜而引起水肿、炎症,甚至坏死。90%~95%的急性胆囊炎与胆石有关,在少数情况下,胰液从胰管和胆总管共同的腔道中反流,也可进入胆囊产生化学性刺激。结石亦可直接损伤受压部位的胆囊黏膜引起炎症。此外,胆囊颈或胆囊管腔的狭窄,或受到管外肿块的压迫也可以导致阻塞。胆管和胆囊颈结石嵌塞是引起急性胆囊炎重要的诱因。

(2)细菌入侵:急性胆囊炎时胆囊胆汁的细菌培养阳性率可高达90%,包括需氧菌与厌氧菌感染,其中大肠埃希菌最为常见。细菌多来源于胃肠道,致病菌通过胆道逆行、直接蔓延或经血液循环和淋巴途径入侵胆囊。结石压迫局部囊壁的静脉,使静脉回流受阻而淤血、出血,以至坏死而引起炎症。

(3)化学性刺激:胆汁酸、逆流的胰液和溶血卵磷脂,对细胞膜有毒性作用和损伤作用。

(4)病毒感染:乙肝病毒可以侵犯许多组织和器官,可以在胆管上皮中复制,对胆道系统有直接的侵害作用。

(5)胆囊的血流灌注量不足:如休克和动脉硬化等,可引起胆囊黏膜的局灶性坏死。

(6)其他:严重创伤、烧伤后、严重过敏、长期禁食或与胆囊无关的大手术等导致的内脏神经功能紊乱时发生急性胆囊炎。

2.慢性胆囊炎

大多继发于急性胆囊炎,是急性胆囊炎反复发作的结果。有较多的病例直接由化学刺激引起。胆囊结石或有阻塞常伴有慢性胆囊炎,这些原因不去除,浓缩胆汁长期刺激可造成慢性炎症。结石和慢性胆囊炎的关系尤为密切,约95%的慢性胆囊炎有胆石存在和反复急性发作的病史。

(三)病理生理

1.急性胆囊炎

(1)急性结石性胆囊炎:当结石致胆囊管梗阻时,胆汁淤积,胆囊内压力升高,胆囊肿大、黏膜充血、水肿,渗出增多;镜下可见血管扩张和炎性细胞浸润,称为急性单纯性胆囊炎。若梗阻未解除或炎症未控制,病情继续发展,病变可累及胆囊壁的全层,胆囊壁充血、水肿加重,出现瘀斑或脓苔,部分黏膜坏死脱落,甚至浆膜液有纤维素和脓性渗出物;镜下可见组织中有广泛的中性粒细胞浸润,黏膜上皮脱落,即为急性化脓性胆囊炎;还可引起胆囊积脓。若梗阻仍未解除,胆囊内压力继续升高,胆囊壁张力增高,导致血液循环障碍时,胆囊组织除上述炎性改变外,整个胆囊呈片状缺血坏死;镜下见胆囊黏膜结构消失,血管内外充满红细胞,即为急性坏疽性胆囊炎。若胆囊炎症继续加重,积脓增多,胆囊内压力增高,在胆囊壁的缺血、坏死或溃疡处极易造成穿孔,会引起胆汁性腹膜炎,穿孔部位常在颈部和底部,如胆囊坏疽穿孔发生过程较慢,周围粘连包裹,则形成胆囊周围脓肿。

(2)急性非结石性胆囊炎:病理过程与急性结石性胆囊炎基本相同,但急性非结石性胆囊炎更容易发生胆囊坏疽和穿孔,约75%的患者发生胆囊坏疽,15%的患者出现胆囊穿孔。

2.慢性胆囊炎

慢性胆囊炎是胆囊炎症和结石的反复刺激,胆囊壁炎性细胞浸润和纤维组织增生,胆囊壁增厚,可与周围组织粘连,甚至出现胆囊萎缩,失去收缩和浓缩胆汁的功能。可分为慢性结石性胆囊炎和慢性非结石性胆囊炎两大类,前者占本病的70%～80%,后者占20%～30%。

(四)临床表现

1.急性胆囊炎

(1)症状。①腹痛,多数患者有上腹部疼痛史,表现为右上腹阵发性绞痛,常在饱餐、进食油腻食物后或夜间发作,疼痛可放射至右肩及右肩胛下;②消化道症状,患者腹痛发作时常伴恶心、呕吐、厌食等消化道症状;③发热或中毒症状,根据胆囊炎症反应程度的不同,患者可出现不同程度的体温升高和脉搏加速。

(2)体征。①腹部压痛,早期可有右上腹压痛或叩痛。胆囊化脓坏疽时可扪及肿大的胆囊,可有不同程度和不同范围的右上腹压痛,或右季肋部叩痛,墨菲征常为阳性,伴有不同程度的肌紧张,如胆囊张力大时更加明显。腹式呼吸可因疼痛而减弱,常显吸气性抑制;②黄疸,10%～25%的患者可出现轻度黄疸,多见于胆囊炎症反复发作合并 Mirizzi 综合征的患者。

2.慢性胆囊炎

临床症状常不典型,主要表现为上腹部饱胀不适、厌食油腻和嗳气等消化不良的症状及右上腹和肩背部隐痛。多数患者曾有典型的胆绞痛病史。体检可发现右上腹胆囊区压痛或不适感,墨菲征可呈弱阳性,如胆囊肿大,右上腹肋下可及光滑圆形肿块。在并发胆道急性感染时可有寒战、发热等。

(五)辅助检查

1.急性胆囊炎

(1)实验室检查:血常规检查可见血白细胞计数和中性粒细胞比例升高;部分患者可有血清胆红素、转氨酶、碱性磷酸酶和淀粉酶升高。

(2)影像学检查:B超检查可显示胆囊肿大,胆囊壁增厚,大部分患者可见胆囊内有结石光团。^{99m}Tc-EHIDA 检查,急性胆囊炎时胆囊常不显影,但不作为常规检查。

2.慢性胆囊炎

B超检查是慢性胆囊炎首选的辅助检查方法,可显示胆囊增大,胆囊壁增厚，胆囊腔缩小或萎缩，排空功能减退或消失，并可探知有无结石。此外，CT、MRI、口服胆囊造影、腹部X线平片等也是重要的检查手段。

（六）主要处理原则

主要为手术治疗，手术时机和手术方式取决于患者的病情。

1.非手术治疗

（1）适应证：诊断明确、病情较轻的急性胆囊炎患者；老年人或伴有严重心血管疾病不能耐受手术的患者。在非手术治疗的基础上积极治疗各种并发症，待患者一般情况好转后再考虑择期手术治疗。作为手术前准备的一部分。

（2）常用的非手术治疗措施：主要包括禁饮食（和）或胃肠减压、纠正水电解质和酸碱平衡紊乱、控制感染、使用消炎利胆及解痉止痛药物、全身支持、对症处理，还可以使用中药、针刺疗法等。在非手术治疗期间，若病情加重或出现胆囊坏疽、穿孔等并发症应及时进行手术治疗。

2.手术治疗

（1）急诊手术适应证。①发病在48～72小时者；②经非手术治疗无效且病情加重者；③合并胆囊穿孔、弥漫性腹膜炎、急性梗阻性化脓性胆管炎、急性坏死性胰腺炎等严重并发症者。④其余患者可根据具体情况择期手术。

（2）手术方式。

胆囊切除术：根据病情选择开腹或腹腔镜行胆囊切除术。手术过程中遇到下列情况应同时作胆总管切开探查加T管引流术。①患者有黄疸史；②胆总管内扪及结石或术前B超提示肝总管、胆总管结石；③胆总管扩张，直径大于1 cm者；④胆总管内抽出脓性胆汁或有胆色素沉淀者；⑤患者合并有慢性复发性胰腺炎者。

胆囊造口术：目的是减压和引流胆汁。主要用于年老体弱，合并严重心、肺、肾等内脏器官功能障碍不能耐受手术的患者，或局部炎症水肿、粘连严重导致局部解剖不清者。待病情稳定、局部炎症消退后再根据患者情况决定是否行择期手术治疗。

二、护理评估

（一）术前评估

1.健康史及相关因素

（1）一般情况：患者的年龄、性别、职业、居住地及饮食习惯等。

（2）发病的病因和诱因：腹痛的病因和诱因，腹痛发生的时间，是否与饱餐、进食油腻食物及夜间睡眠改变体位有关。

(3)腹痛的性质:是否为突发性腹痛,疼痛的性质是绞痛、隐痛、阵发性或持续性疼痛,有无放射至右肩背部或右肩胛下等。

(4)既往史:有无胆石症、胆囊炎、胆道蛔虫病史;有无胆道手术史;有无消化性溃疡及类似疼痛发作史;有无用药史、过敏史及腹部手术史。

2.身体评估

(1)全身:患者有无寒战、发热、恶心、呕吐;有无面色苍白等贫血现象;有无黏膜和皮肤黄染等;有无体重减轻;有无意识及神经系统的其他改变等。

(2)局部:腹痛的部位是位于右上腹还是剑突下,有无全腹疼痛;有无压痛、肌紧张及反跳痛;能否触及胆囊及胆囊肿大的程度,墨菲征是否阳性等。

(3)辅助检查:血常规检查中白细胞计数及中性粒细胞比例是否升高;血清胆红素、转氨酶、碱性磷酸酶及淀粉酶有无升高;B超是否观察到胆囊增大或结石影;^{99m}Tc-EHIDA检查胆囊是否显影;心、肺、肾等器官功能有无异常。

3.心理-社会评估

了解患者及其家属在疾病治疗过程中的心理反应与需求,家庭及社会支持情况,心理承受程度及对治疗的期望等,引导患者正确配合疾病的治疗与护理。

(二)术后评估

1.手术中情况

了解手术的方式和手术范围,如是胆囊切除还是胆囊造口术,是开腹还是腹腔镜;术中有无行胆总管探查,术中出血量及输血、补液情况;有无留置引流管及其位置和目的。

2.术后病情

术后生命体征及手术切口愈合情况;T管及其他引流管引流情况,包括引流液的量、颜色、性质等;对老年患者尤其要评估其呼吸及循环功能等状况。

3.心理-社会评估

患者及其家属对术后和术后康复的认知和期望。

三、主要护理诊断/问题

(一)疼痛

疼痛与胆囊结石突然嵌顿、胆汁排空受阻致胆囊强烈收缩或继发胆囊感染、术后伤口疼痛有关。

（二）有体液不足的危险

有体液不足的危险与恶心、呕吐、不能进食和手术前后需要禁食有关。

（三）潜在并发症

胆囊穿孔、感染等。

四、主要护理措施

（一）减轻或控制疼痛

根据疼痛的程度，采取非药物或药物方法止痛。

1.卧床休息

协助患者采取舒适体位，指导其有节律的深呼吸，达到放松和减轻疼痛的效果。

2.合理饮食

病情较轻且决定采取非手术治疗的急性胆囊炎患者，指导其清淡饮食，忌食油腻食物；病情严重需急诊手术的患者予以禁食和胃肠减压，以减轻腹胀和腹痛。

3.药物止痛

对诊断明确的剧烈疼痛者，可遵医嘱通过口服、注射等方式给予消炎利胆、解痉或止痛药，以缓解疼痛。

4.控制感染

遵医嘱及时合理应用抗生素。通过控制胆囊炎症，减轻胆囊肿胀和胆囊压力达到减轻疼痛的效果。

（二）维持体液平衡

对于禁食患者，根据医嘱经静脉补充足够的热量、氨基酸、维生素、水、电解质等，以维持水、电解质及酸碱平衡。对能进食、进食量不足者，指导和鼓励其进食高蛋白、高碳水化合物、高维生素和低脂饮食，以保持良好的营养状态。

（三）并发症的预防和护理

1.加强观察

严密观察患者的生命体征变化，了解腹痛的程度、性质、发作的时间、诱因及缓解的相关因素和腹部体征的变化。若腹痛进行性加重，且范围扩大，出现压痛、反跳痛、肌紧张等，同时伴有寒战、高热的症状，提示胆囊穿孔或病情加重。

2.减轻胆囊内压力

遵医嘱应用敏感抗菌药，以有效控制感染，减轻炎性渗出，达到减少胆囊内压力、预防胆囊穿孔的目的。

3.及时处理胆囊穿孔

一旦发生胆囊穿孔，应及时报告医师，并配合做好紧急手术的准备。

五、护理效果评估

(1)患者腹痛得到缓解，能叙述自我缓解疼痛的方法。

(2)患者在禁食期间得到相应的体液补充。

(3)患者没有发生胆囊穿孔或能及时发现和处理已发生的胆囊穿孔。

(4)疾病愈合良好，无并发症发生。

(5)患者对疾病的心理压力得到及时的调适与干预。依从性较好，并对疾病的治疗和预防有一定的了解。

第四节　急性梗阻性化脓性胆管炎

一、疾病概述

(一)概念

急性梗阻性化脓性胆管炎又称急性重症胆管炎，是在胆道梗阻基础上并发的急性化脓性细菌感染，急性胆管炎和急性梗阻性化脓性胆管炎是同一疾病的不同发展阶段。

(二)病因

1.胆道梗阻

最常见的原因为胆道结石性梗阻。此外，胆道蛔虫、胆管狭窄、吻合口狭窄、胆管及壶腹部肿瘤等亦可引起胆道梗阻而导致急性化脓性炎症。胆道发生梗阻时，胆盐不能进入肠道，易造成细菌移位。

2.细菌感染

胆道内细菌多来源于胃肠道，其感染途径可经十二指肠逆行进入胆道，或小肠炎症时，细菌经门静脉系统入肝到达胆道引起感染。可以是单一菌种感染，也可是两种以上的菌种感染。以大肠埃希菌、变形杆菌、克雷白菌、绿脓杆菌等革兰氏阴性杆菌多见。近年来,厌氧菌及革兰氏阳性球菌在胆道感染中的比例有增高的趋势。

(三)病理生理

急性梗阻性化脓性胆管炎的基本病理改变是胆管梗阻、肝实质及胆道系统胆汁淤滞和胆管内化脓性感染。胆管梗阻及随之而来的胆道感染造成梗阻以上胆管扩张、胆管壁黏膜肿胀,使梗阻进一步加重并趋向完全性;胆管内压力升高,胆管壁充血、水肿、炎性细胞浸润及溃疡形成,管腔内逐渐充满脓性胆汁或脓液,使胆管内压力继续升高,当胆管内压力超过 3.92 kPa 时,肝细胞停止分泌胆汁,胆管内脓性胆汁及细菌逆流,引起肝内胆管及肝细胞化脓性感染;若感染进一步加重,可使肝细胞发生大片坏死;胆小管破溃后形成胆小管与肝动脉或门静脉瘘,可在肝内形成多发性脓肿及胆道出血;大量细菌和毒素还可经肝静脉进入人体循环引起全身化脓性感染和多器官功能损害,甚至引起全身脓毒血症或感染性休克,严重者可导致多器官功能障碍综合征或多器官功能衰竭。

(四)临床表现

多数患者有胆道疾病史,部分患者有胆道手术史。本病发病急骤,病情进展迅速,除了具有急性胆管炎的夏科氏三联症(腹痛、寒战高热、黄疸)外,还有休克及中枢神经系统受抑制的表现,即雷诺五联征。

1.症状

(1)腹痛:患者常表现为突发的剑突下或右上腹持续性疼痛,可阵发性加重,并向右肩胛下及腰背部放射。腹痛及其程度可因梗阻的部位不同而有差异。肝内梗阻者疼痛较轻,肝外梗阻时症状明显。

(2)寒战、高热:体温持续升高达 40 ℃或更高,呈弛张热热型。

(3)胃肠道症状:多数患者伴恶心、呕吐,黄疸。

2.体征

(1)腹部压痛或腹膜刺激征:剑突下或右上腹部可有不同程度和不同范围的压痛或腹膜刺激征,可有肝大及肝区叩痛,可扪及肿大的胆囊。

(2)黄疸:多数患者可出现不同程度的黄疸,若仅为一侧胆管梗阻可不出现黄疸。

(3)神志改变:主要表现为神志淡漠、烦躁、谵妄或嗜睡、神志不清,甚至昏迷,病情严重者可在短期内出现感染性休克表现。

(4)休克表现：呼吸急促、出冷汗、脉搏细速，可达120次/分钟以上，血压在短时间内迅速下降，可出现全身发绀或皮下瘀斑。

(五)辅助检查

1.实验室检查

血常规检查可见白细胞计数升高，可超过$20\times10^{9}/L$；中性粒细胞比例明显升高；细胞质内可出现中毒颗粒；凝血酶原时间延长；血生化检查可见肝功能损害、电解质紊乱和BUN增高等；血气分析检查可提示血氧分压降低和代谢性酸中毒的表现。尿常规检查可发现蛋白及颗粒管型。寒战时做血培养，多有细菌生长。

2.影像学检查

B超是主要的辅助检查方法。B超检查可显示肝和胆囊肿大，胆囊壁增厚。肝、内外胆管扩张及胆管内结石光团伴声影。必要时可行CT、经内镜逆行胆胰管成像(ERCP)、磁共振胆胰管成像(MRCP)、经皮穿刺肝胆道成像(PTC)等检查，以了解梗阻部位、程度、结石大小和数量等。

(六)主要处理原则

紧急手术解除胆道梗阻并引流，尽早而有效降低胆管内压力，积极控制感染和抢救患者生命。

1.非手术治疗

既是治疗手段又是手术前准备。在严密观察下进行，若非手术治疗期间症状不能缓解或病情进一步加重，则应紧急手术治疗。主要措施如下。

(1)禁食、持续胃肠减压及解痉止痛。

(2)抗休克治疗：建立通畅的静脉输液通道，加快补液扩容，恢复有效循环血量；及时应用肾上腺皮质激素，必要时使用血管活性药物；纠正水、电解质、酸碱平衡紊乱。

(3)抗感染治疗：联合应用足量、有效、广谱并对肝肾毒性小的抗菌药物。

(4)其他：包括吸氧、降温、支持治疗等，以保护重要内脏器官功能。

(5)引流：非手术方法进行胆管减压引流，如经皮肝穿刺胆道引流术、经内镜鼻胆管引流术等。

2.手术治疗

主要目的是解除梗阻、胆道减压，挽救患者生命。手术力求简单而有效。多采用胆总管切开减压加T管引流术。术中注意肝内胆管是否引流通畅，以防形成多发性肝脓肿。若病情无改善,应及时手术治疗。

二、护理评估

(一)术前评估

1.健康史及相关因素

(1)发病情况:是否为突然发病,有无表现为起病急、症状重、进展快的特点。

(2)发病的病因和诱因:此次发病与饮食、活动的关系,有无肝内、外胆管结石或胆囊炎反复发作史,有无类似疼痛史等。

(3)病情及其程度:是否表现为急性病容,有无神经精神症状,是否为短期内即出现感染性休克的表现。

(4)既往史:有无胆道手术史;有无用药史、过敏史及腹部手术史。

2.身体状况

(1)全身。①生命体征:患者是否在发病初期即出现畏寒发热,体温持续升高至 39 ～40 ℃或更高。有无伴呼吸急促、出冷汗、脉搏细速及血压在短时间内迅速下降等。②黄疸:患者有无巩膜及皮肤黄染及黄染的程度。③神志:有无神志改变的表现,如神志淡漠、谵妄或嗜睡、神志不清甚至昏迷等。④感染:有无感染、中毒的表现,如全身皮肤湿冷、发绀和皮下瘀斑等。

(2)局部:腹痛的部位、性质、程度及有无放射痛等;肝区有无压痛、叩击痛;腹膜刺激征是否为阳性;腹部有无不对称性肿大等。

(3)辅助检查:血常规检查白细胞计数升高及中性粒细胞比例是否明显升高;细胞质内是否出现中毒颗粒;尿常规检查有无异常;凝血酶原时间有无延长;血生化检查是否提示肝功能损害、电解质紊乱、代谢性酸中毒及 BUN 增高等;血气分析检查是否提示血氧分压降低。B 超及其他影像学检查是否提示肝和胆囊肿大,肝内外胆管扩张和结石。心、肺、肾等器官功能有无异常。

3.心理和社会支持状况

了解患者和家属对疾病的认知、家庭经济状况、心理承受程度及对治疗的期望。

(二)术后评估

1.手术中情况

了解术中胆总管探查及解除梗阻、胆道减压、胆汁引流情况;术中患者生命体征是否平稳;肝内、外胆管结石清除及引流情况;有无多发性肝脓肿及处理情况;各种引流管放置位置和目的等。

2.术后病情

术后生命体征及手术切口愈合情况;T管及其他引流管引流情况等。

3.心理-社会评估

患者及其家属对术后康复的认知和期望程度。

三、主要护理诊断/问题

(一)疼痛

疼痛与胆道梗阻、胆管扩张及手术后伤口疼痛有关。

(二)体液不足

体液不足与呕吐、禁食、胃肠减压及感染性休克有关。

(三)体温过高

体温过高与胆道梗阻并继发感染有关。

(四)低效性呼吸困难

低效性呼吸困难与感染中毒有关。

(五)潜在并发症

胆道出血、胆瘘、多器官功能障碍或衰竭。

四、主要护理措施

(一)减轻或控制疼痛

根据疼痛的程度,采取非药物或药物方法止痛。

1.卧床休息

协助患者采取舒适体位,指导其有节律的深呼吸,达到放松和减轻疼痛的效果。

2.合理饮食

病情较轻且决定采取非手术治疗的急性胆囊炎患者,指导其清淡饮食,忌食油腻食物;病情严重需急诊手术的患者予以禁食和胃肠减压,以减轻腹胀和腹痛。

3.解痉镇痛

对诊断明确的剧烈疼痛者,可遵医嘱通过口服、注射等方式给予消炎利胆、解痉或止痛药,以缓解疼痛。

4.控制感染

遵医嘱及时合理应用抗生素。通过控制胆囊炎症,减轻胆囊肿胀和胆囊压力达到减轻疼痛的效果。

(二)维持体液平衡

1.加强观察

严密观察患者的生命体征和循环功能,如脉搏、血压、中心静脉压和每小时尿量等,及时准确记录出入水量,为补液提供可靠依据。

2.补液扩容

对于休克患者应迅速建立静脉输液通路,补液扩容,尽快恢复血容量。遵医嘱及时给予肾上腺皮质激素,必要时应用血管活性药物,以改善和保证组织器官的血流灌注及供氧。

3.纠正水、电解质、酸碱平衡紊乱

根据病情、中心静脉压、胃肠减压及每小时尿量等情况,确定补液的种类和输液量,合理安排输液的顺序和速度,维持水、电解质及酸碱平衡。

(三)降低体温

1.物理降温

温水擦浴、冰敷等物理方法。

2.药物降温

在物理降温的基础上,根据病情遵医嘱通过口服、注射或其他途径给予药物降温。

3.控制感染

遵医嘱联合应用足量有效的广谱抗生素,以有效控制感染,使体温恢复正常。

(四)维持有效呼吸

1.加强观察

密切观察患者的呼吸频率、节律和深浅度;动态监测血氧饱和度的变化,定期进行动脉血气分析检查,以了解患者的呼吸功能状况。若患者呼吸急促、血氧饱和度下降、氧分压降低,提示患者呼吸功能受损。

2.采取合适体位

协助患者卧床休息,减少耗氧量。非休克患者取半卧位,使腹肌放松、膈肌下降,有助于改善呼吸和减轻疼痛。半卧位还可促使腹腔内炎性渗出物局限于盆腔,减轻中毒症状。休克患者应取头低足高位。

3.禁食和胃肠减压

禁食可减少消化液的分泌,减轻腹部胀痛。通过胃肠减压,可吸出胃内容物,减少胃内积气和积液，从而达到减轻腹胀、避免膈肌抬高和改善呼吸功能的效果。

4.解痉镇痛

对诊断明确的剧烈疼痛患者，可遵医嘱给予消炎利胆、解痉或止痛药，以缓解疼痛，利于平稳呼吸，尤其是腹式呼吸。

5.吸入氧气

根据患者呼吸的频率、节律、深浅度及血气分析情况选择给氧的方式和确定氧气流量和浓度，如可通过鼻导管、面罩、呼吸机辅助等方法给氧，以维持患者正常的血氧饱和度及动脉血氧分压，改善缺氧症状，保证组织器官的氧气供给。

(五)营养支持

1.术前

不能进食或禁食及胃肠减压的患者，可从静脉补充能量、氨基酸、维生素、水、电解质等，以维持和改善营养状况。对凝血机制障碍的患者，遵医嘱给予维生素 K_1 肌内注射。

2.术后

在患者恢复进食前或进食量不足时，仍需从胃肠外途径补充营养素；当患者恢复进食后，应鼓励患者从清流饮食逐步转为进食高蛋白、高碳水化合物、高维生素和低脂饮食。

(六)并发症的预防和护理

(1)加强观察：包括神志、生命体征、每小时尿量、腹部体征及引流液的量、颜色、性质，同时注意血常规、电解质、血气分析和心电图等检查结果的变化。若T管引流液呈血性，伴腹痛、发热等症状，应考虑胆道出血；若腹腔引流液呈黄绿色胆汁样，应警惕胆瘘的可能；若患者出现神志淡漠、黄疸加深、每小时尿量减少或无尿、肝肾功能异常、血氧分压降低或代谢性酸中毒及凝血酶原时间延长等，提示多器官功能障碍或衰竭，应及时报告医师，并协助处理。

(2)加强腹壁切口、引流管和T管护理。

(3)加强支持治疗：患者发生胆瘘时，在观察并准确记录引流液的量、颜色的基础上，遵医嘱补充水、电解质及维生素，以维持水、电解质平衡；鼓励患者进食高蛋白、高碳水化合物、高维生素和低脂易消化饮食，防止因胆汁丢失影响消化吸收而造成营养障碍。

(4)维护器官功能：一旦出现多器官功能障碍或衰竭的征象，应立即与医师联系，并配合医师采取相应的急救措施。

五、护理效果评估

(1)患者及时得到补液,体液代谢维持平衡。

(2)患者感染得到有效控制,体温恢复正常。

(3)患者能维持有效呼吸,没有发生低氧血症或发生后得到及时发现和纠正。

(4)患者的营养状况得到改善或维持。

(5)患者没有发生胆道出血、胆瘘及多器官功能障碍或衰竭等并发症,或发生后得到及时发现和处理。

第五节 胆道蛔虫症

胆道蛔虫症是由于饥饿、胃酸降低、驱虫不当等因素致肠道内环境改变,肠道蛔虫上行钻入胆道所致的一系列临床症状,是常见的外科急腹症之一。多见于农村儿童和青少年。随着生活环境、卫生条件、饮食习惯的改善及防治工作的开展,本病的发病率已明显下降,但不发达地区仍是常见病。胆道蛔虫症的发病特点为突发性剑突下钻顶样剧烈绞痛与较轻的腹部体征不相称,所谓"症与征不符"。首选B超检查,可见平行强光带或蛔虫影。处理原则以非手术治疗为主,主要包括解痉镇痛、利胆驱虫、控制胆道感染、ERCP驱虫;在非手术治疗无效或合并胆管结石或有急性重症胆管炎、肝脓肿、重症胰腺炎等并发症者,可行胆总管切开探查、T管引流术。

一、常见护理诊断/问题

(一)急性疼痛

急性疼痛与蛔虫进入胆管引起奥迪括约肌痉挛有关。

(二)知识缺乏

缺乏预防胆道蛔虫症、饮食卫生保健知识。

二、护理措施

(一)非手术治疗的护理

1.缓解疼痛

(1)卧床休息:将患者安置于安静、整洁的病室,协助患者采取舒适体位;指导患者做深呼吸、放松以减轻疼痛。

(2)解痉止痛:疼痛发作时,给予床档保护,专人床旁守护,保证患者安全;遵医嘱给予阿托品、山莨菪碱等药物;疼痛剧烈时可用哌替啶。

(3)心理护理:主动关心、体贴患者,尤其在疼痛发作时,帮助其缓解紧张、恐惧心理。

2.对症处理

患者呕吐时应及时清除口腔呕吐物,防止误吸,保持皮肤清洁;大量出汗时应及时协助患者更衣,并保持床单元清洁干燥。疼痛间歇期指导患者进食清淡、易消化饮食,保证足量水分摄入,忌油腻食物。

(二)手术治疗的护理

见胆石症的相关内容。

三、健康教育

(一)胆道蛔虫症的预防

1.养成良好饮食卫生习惯

饭前便后洗手,不饮生水,不食生冷不洁食物;蔬菜应洗净煮熟,水果应洗净或削皮后食用;切生食、熟食的刀、板应分开。

2.注意个人卫生

勤剪指甲,不吮手指,防止病从口入。

(二)饮食指导

给予低脂、易消化的流质或半流质饮食,如面条、菜粥等;驱虫期间不宜进食过多油腻食物,避免进食甜、冷、生、辣食物,以免激惹蛔虫。

(三)用药指导

遵医嘱正确服用驱虫药。应选择清晨空腹或晚上临睡前服用,服药后注意观察大便中是否有蛔虫排出,并复查大便是否有蛔虫卵。

(四)复查

指导患者定期来院复查,必要时定期行驱虫治疗。当出现恶心、呕吐、腹痛等症状时,及时就诊。

第七章 泌尿外科护理

第一节 肾 结 石

肾结石也称尿路结石，结石病是现代社会最常见的疾病之一，并在古代已有所描述。肾结石男性发病率是女性的3倍。肾结石发病高峰年龄为20～30岁，手术虽可以去除结石，但结石形成的趋势往往是终生的。

一、病因

肾结石形成原因非常复杂，人们对尿石症发病机制的认识仍未完全明了，可能包括的危险因素有外界环境、职业因素和泌尿系统因素等。

（一）外界环境

外界环境包括自然环境和社会环境、气候和地理位置等，而社会环境包括社会经济水平和饮食文化等。相关研究表明结石病的季节性变化很可能与温度有关，通过出汗导致体液丧失，进而促进结石形成。

（二）个体因素

个体因素包括种族遗传因素、饮食习惯、职业因素、代谢性疾病等。其中职业环境中暴露于热源和脱水同样是结石病的危险因素。水分摄入不足可导致尿液浓缩，结石形成的概率增加。大量饮水导致尿量增多，可显著降低易患结石患者的结石发病率。

（三）泌尿系统因素

泌尿系统因素包括肾损伤、感染、泌尿系统梗阻、异物等。梗阻可以导致感染和结石形成，而结石本身也是尿中异物，会加重梗阻与感染程度，所以两者会相互促进疾病发展程度。

上述因素最终都导致人类尿液中各种成分过饱和、滞留因素和促进因素的增加等机制,进而导致肾结石形成。

二、分类

泌尿系统结石最常见的成分是钙,以草酸钙为主,多在肾脏和膀胱处形成。肾结石按照结石晶体的成分,主要分为4类,即钙结石、感染性结石、尿酸结石和胱氨酸结石。

三、临床表现

(一)症状

1.疼痛

肾结石最常见的症状是肾绞痛,经常突然起病,这通常是结石阻塞输尿管引起的。最常见的是从腰部开始,可辐射到腹股沟。肾盂内大结石和肾盏结石可无明显临床症状,患者活动后会出现上腹或腰部钝痛。40%～50%的肾结石患者有腰痛的症状,发生的原因是结石造成肾盂梗阻。通常可表现为腰部酸胀、钝痛。

2.血尿

绝大多数尿路结石患者存在血尿,通常为镜下血尿,少数也可见肉眼血尿。常常在腰痛后发生。有时患者活动后出现镜下血尿是上尿路结石的唯一临床表现,但当结石完全阻塞尿路时也可以没有血尿。血尿产生的原因是结石移动或结石对集合系统的损伤。血尿的多少取决于结石对尿路黏膜损伤程度大小。

3.发热

由于结石、梗阻和感染可互相促进,所以肾结石造成梗阻可继发或加重感染,出现腰痛伴高热、寒战。出现脓尿的患者很少见,若出现需要行尿培养,检测是否存在尿路感染。结石继发急性肾盂肾炎或肾积脓时可有畏寒、发热、寒战等全身症状出现。

4.无尿和急性肾功能不全

双侧肾结石、功能性或解剖孤立肾结石阻塞导致尿路急性梗阻,可以出现无尿和急性肾后性肾功能不全的症状。

(二)体征

肾结石典型体征是患侧肾区叩击痛。患者脊肋角和腹部压痛也可不明显,一般不伴有腹部肌紧张。肾结石慢性梗阻时引起巨大肾积水,这时可出现腹部包块。

四、辅助检查

(一)实验室检查

1.血常规检查

肾绞痛时可伴血 WBC 短时轻度增高。结石合并感染或发热时,血中 WBC 可明显增高。结石导致肾功能不全时,可有贫血表现。

2.尿液检查

尿液检查常能见到肉眼或镜下血尿;脓尿很少见,伴感染时有脓尿、感染性尿路结石患者应行尿液细菌培养;尿液分析也可测定尿液 pH、钙、磷、尿酸和草酸等。

(二)影像学检查

1.超声检查

肾钙化和尿路结石都可通过超声诊断,可显示结石梗阻引起的肾积水及肾实质萎缩等。可发现尿路平片不能显示的小结石和 X 射线透光结石,当肾脏显示良好时,超声还可检测到 5 mm 的小结石。超声作为无创检查应作为首选影像学检查,适合于所有患者包括肾功能不全患者、孕妇、儿童及对造影剂过敏者。

2.X 射线检查

由于大约 90%尿路结石不透 X 射线,腹部 X 射线片对于怀疑尿路结石的患者,是一种非常有用的检查。

3.尿路系统平片

KUB 是《CUA 尿路结石诊疗指南》推荐的常规检查方法,KUB 平片上结合可显示出致密影。KUB 平片可初步判断肾结石是否存在,以及肾结石的位置、数目、形态和大小,并且可以初步地提示结石的化学性质。

4.CT 检查

螺旋 CT 平扫对肾结石的诊断准确、迅速。有助于鉴别不透光的结石、肿瘤、凝血块等及了解有无肾畸形。

5.内镜检查

内镜检查包括经皮肾镜、软镜、输尿管和膀胱镜检查。通常在尿路平片未显示结石时,静脉尿路造影有充盈缺损不能确诊时,借助于内镜可以明确诊断和进行治疗。

6.肾盂造影像

肾盂造影像可以确定透 X 射线结石的存在，可以确诊引起患者形成结石的解剖部位。

五、诊断要点

任何评估之前都应先明确是否有与结石复发有关的代谢性疾病。至少应进行筛选性评估，包括远端肾小管性酸中毒、原发性甲状旁腺功能亢进症、痛风体质等疾病。只有明确了相关疾病才可以从根本上纠正治疗。

尿路结石与腹膜后和腹腔内病理状态引起的症状相似，所以应与急腹症进行全面的鉴别诊断，其中包括急性阑尾炎异位或未被认识的妊娠，卵巢囊肿蒂扭转等，体检时应注意检查有无腹膜刺激征。

六、治疗原则

肾结石治疗的总体原则是：解除疼痛和梗阻、保护肾功能、有效祛石、治疗病因、预防复发。由于约 80%的尿路结石可自发排出，因此可能没必要进行干预，有时多饮水就能自行排出结石。其他结石的性质、形态、大小部位不同，患者个体差异等因素，治疗方法的选择和疗效也大不相同。因此，对尿石症的治疗应该实施患者个体化治疗，通常需要各种方法综合治疗，来保证治疗效果。

(一)病因治疗

少数患者能找到结石成因如甲状腺旁腺功能亢进(主要是甲状旁腺瘤)，只有积极治疗原发病防止尿路结石复发；尿路梗阻的患者，需要解除梗阻，这样可以避免结石复发，因此，此类患者积极治疗病因即可。

(二)非手术治疗

1.药物治疗

结石直径<0.6 cm 且表面光滑、结石以下尿路无梗阻时可采用药物排石治疗。多选择口服 α 受体拮抗剂(如坦索罗辛)或钙通道阻滞剂。尿酸结石选用枸橼酸氢钾钠，碳酸氢钠碱化尿液。口服别嘌醇及饮食调节等方法治疗也可取得良好的效果。

2.增加液体摄入量

机械性多尿可以预防有症状结石的形成和滞留，每天饮水 2 000～3 000 mL，尽量保持昼夜均匀。限制蛋白、钠摄入，避免草酸饮食摄入和控制肥胖都可防止结石的发病概率。

(三)微创碎石

1.体外冲击波碎石

体外冲击波碎石(extracorporeal shock wave lithotripsy,ESWL)通过 X 射线或超声对结石进行定位,利用高能冲击波聚焦后作用于结石,将结石粉碎成细沙,然后通过尿液排出体外。实践证明它是一种创伤小、并发症少、安全有效的非侵入性治疗,大多数上尿路结石可采用此方法治疗。ESWL 碎石术后可能形成“石街”。引起患者的腰痛不适,也可能合并继发感染,患者病程也将相应延长。

2.经皮肾镜碎石取石术

经皮肾镜碎石取石术(percutaneous nephrolithotomy,PCNL)是通过建立经皮肾操作通道,击碎结石并同时通过工作通道冲出结石及取出肾结石。本手术通常在超声或 X 射线定位下操作,在肾镜下取石或碎石。较小的结石通过肾镜用抓石钳取出,较大的结石将其粉碎后用水冲出。

3.输尿管肾镜取石术

输尿管肾镜取石术(ureteroscope lithotripsy,URL)适用于中、下段输尿管结石,泌尿系统平片不显影结石,因结石硬、停留时间长、患者自身因素(肥胖)而使用 ESWL 困难者,也可用于 ESWL 治疗所致的“石街”。下尿路梗阻、输尿管狭窄或严重扭曲等不宜采用此法。

(四)开放手术

由于 ESWL 及内镜技术的普遍开展,现在上尿路结石大多数已不再开放手术。

七、临床护理

(一)评估要点

1.术前评估

(1)健康史:了解患者基本情况,包括年龄、职业、生活环境、饮食饮水习惯等。

(2)相关因素:了解患者的既往史和家族史;有无可能引起结石的相关疾病如泌尿系统梗阻、感染和异物史,有无甲状旁腺功能亢进、肾小管酸中毒等。了解用药史如止痛药物、钙剂等药物的应用情况。

(3)心理和社会支持状况:结石复发率较高,患者可能产生焦躁心理,故应了解患者及家属对相关知识的掌握程度和多治疗的期望，及时了解患者及家属心理状况。

2.术后评估

(1)术后恢复：结石排出、尿液引流和切口愈合情况，有无尿路感染。

(2)肾功能状态：梗阻解除程度，肾功能恢复情况，残余结石对泌尿系统功能的影响。

(二)护理诊断/问题

1.疼痛

疼痛与疾病、排石过程、损伤及平滑肌痉挛有关。

2.尿形态异常

尿形态异常与结石或血块引起梗阻及术后留置尿管有关。

3.潜在并发症

血尿、感染、结石导致阻塞、肾积水。

4.部分生活自理缺陷

部分生活自理缺陷与疾病及术后管道限制有关。

5.焦虑

焦虑与患者担心疾病预后有关。

6.知识缺乏

缺乏疾病预防及治疗相关知识。

(三)护理目标

(1)患者自述疼痛减轻，舒适感增强。

(2)患者恢复正常的排尿功能。

(3)患者无相关并发症发生，若发生能够得到及时发现和处理。

(4)患者了解相关疾病知识及预防知识。

(5)患者能满足相关活动需求。

(四)护理措施

1.缓解疼痛

(1)观察：密切观察患者疼痛的部位及相关生命体征变化。

(2)休息：发作期患者应卧床休息。

(3)镇痛：指导患者采用分散注意力、安排适当卧位、深呼吸、肌肉放松等非药物性方法缓解疼痛，不能缓解时，舒缓疼痛。

2.促进排石

鼓励非手术治疗的患者大量饮水，每天保持饮水量在 2 000 mL 以上，在病情允许的情况下，下床运动，适当做些跳跃、改变体位的活动以促进结石排出。手术治疗后患者均可出现血尿，嘱患者多饮水，以免出现血块进而堵塞尿路。

3.管道护理

(1)若患者有肾造瘘管，遵医嘱夹闭数小时开放，应保持通畅并妥善固定，密切观察引流性质及量。

(2)留置尿管应保持管路通畅，观察排石情况。

(3)留置针妥善固定，保持补液的顺利进行。

4.体外冲击波碎石的护理

采用体外冲击波碎石(ESWL)的患者，在碎石准备前告知接受治疗前 3 天忌食产气性食物，治疗前 1 天服用缓泻剂，手术当日早晨禁饮食。碎石后应注意观察结石排出效果，协助患者采取相应体位(一般采取侧卧位，肾下盏取头低位)，饮水量在 3 000 mL 以上，适当活动促进结石排出。

5.并发症观察、预防和护理

(1)血尿：观察血尿变化情况。遵医嘱应用止血药物。肾实质切开者，应绝对卧床 2 周，减少出血机会。

(2)感染：①加强护理观察。监测患者生命体征，注意观察尿液颜色和性状。②鼓励患者多饮水，也有利于感染的控制。③做好创腔引流管护理。患者留置肾盂造瘘管时应注意观察记录并妥善固定，保持通畅。开放性手术术后除注意相应管路护理外还应注意伤口护理，避免感染。④有感染者，遵医嘱应用抗菌药控制感染。

(五)健康教育

根据结石成分、代谢状态及流行病学因素，坚持长期预防，对减少或延迟结石复发十分重要。

1.饮食

大量饮水以增加尿量，稀释尿液，减少晶体沉积。成人保持每天尿量在 2 000 mL以上，尤其是睡前及半夜饮水，效果更好。饮食以清淡易消化饮食为主，可根据结石成分调整饮食种类如含钙结石者宜食用含纤维丰富的食物；含草酸量高，避免大量摄入动物蛋白、精制糖和动物脂肪等；尿酸结石者不宜食用动物内脏、豆制品等。

2.活动与休息

病情允许的情况下适当活动，注意劳逸结合。

3.解除局部因素

尽早解除尿路梗阻、感染、异物等因素，可从根本上避免结石形成。

4.药物成分

根据结石成分，应用药物降低有害成分、碱化或酸化尿液，预防结石复发。鼓励长期卧床者适当进行功能锻炼，防止骨脱钙，减少尿钙含量。

5.定期复查

术后1个月门诊随访。以后3个月至半年复查排泄性尿路造影。

第二节　输尿管结石

输尿管结石是泌尿系统结石中的常见疾病，发病年龄多为20～40岁，男性略高于女性。其发病率高，约占上尿路结石的65%。其中90%以上为继发性结石，即结石在肾内形成后降入输尿管。原发于输尿管的结石较少见。通常会合并输尿管梗阻、憩室等其他病变。所以输尿管结石的病因与肾结石基本相同。从形态上看，由于输尿管的塑形作用，结石进入输尿管后常形成圆柱形或枣核形，亦可由于较多结石排入，形成结石串俗称“石街”。

一、解剖

输尿管位于腹膜后间隙，上接肾脏下连膀胱，是一根细长的管道结构。输尿管全长在男性为27～30 cm，女性为25～28 cm。解剖学上输尿管的三个狭窄部将其分为上、中、下三段：①肾盂输尿管连接部；②输尿管与髂血管交叉处；③输尿管的膀胱壁内段，此三处狭窄部常为结石停留的部位。除此之外，输尿管与男性输精管或女性子宫阔韧带底部交叉处以及输尿管与膀胱外侧缘交界处管径较狭窄，也容易造成结石停留或嵌顿。结石最易停留或嵌顿的部位是输尿管的上段，约占全部输尿管结石的58%，其中又以第3腰椎水平最多见；而下段输尿管结石仅占33%。在结石下端无梗阻的情况下，直径≤0.4 cm的结石约有90%可自行降至膀胱随尿流排出，其他情况则多需要进行医疗干预。

二、临床表现

(一)症状

1.疼痛

上中段结石引起的输尿管疼痛为一侧腰痛,疼痛性质为绞痛,输尿管结石可引起肾绞痛或输尿管绞痛,典型表现为阵发性腰部疼痛并向下腹部睾丸或阴唇部放射。

2.血尿

90%的患者可出现镜下血尿也可有肉眼血尿,前者多见。血尿多发生在疼痛之后,有时是唯一的临床表现。输尿管结石急性绞痛发作时,可出现肉眼血尿。血尿的多少与结石对尿路黏膜的损伤程度有关。输尿管完全梗阻时也可无血尿。

3.恶心、呕吐

输尿管结石引起尿路梗阻时,使输尿管管腔内压力增高管壁局部扩张痉挛或缺血,由于输尿管与肠有共同的神经支配而导致恶心呕吐常等胃肠道症状。

(二)体征

结石可表现为肾区和胁腹部压痛和叩击痛,输尿管走行区可有深压痛;若伴有尿外渗时,可有腹膜刺激征。输管结石梗阻引起不同程度的肾积水,可触到腹部包块。

三、辅助检查

(一)实验室检查

1.尿液检查

尿常规检查可见尿中红细胞,伴感染时有脓细胞。感染性尿路结石患者应行尿液细菌培养。肾绞痛有时可发现晶体尿,通过观察结晶的形态可以推测结石成分。

2.血液检查

当输尿管绞痛可导致交感神经高度兴奋,机体出现血白细胞升高;当其升到 $13\times10^9/L$ 以上则提示存在尿路感染。血电解质、尿素和肌酐水平是评价总肾功能的重要指标。

3.24 小时尿分析

24 小时尿分析主要用于评估结石复发危险性较高的患者,是目前常用的一种代谢评估技术。

4.结石分析

结石成分分析可以确定结石的性质，是诊断结石病的核心技术，也是选择溶石和预防疗法的重要依据。

(二)影像学检查

1.超声检查

超声是一种简便无创的检查方法，是目前最常用的输尿管结石的筛查手段。能同时观察膀胱和前列腺，寻找结石形成诱因及并发症。

2.螺旋CT检查

螺旋CT对结石的诊断能力最高，能分辨出0.5 mm以上任何成分的结石，准确测定结石大小。

3.尿路平片检查

尿路平片(KUB平片)可以发现90%非X射线透光结石，能够大致地确定结石的位置、形态、大小和数目，并且通过结石影的明暗初步提示结石的化学性质。因此，作为结石检查的常规方法。

4.静脉尿路造影检查

静脉尿路造影(intravenous urography，IVU)应该在尿路平片的基础上进行，有助于确认结石在尿路上的位置、了解尿路解剖、发现有无尿路异常等。可以显示平片上不能显示的X射线阴性结石，同时可以显示尿路的解剖结构，对发现尿路异常有重要作用。

5.逆行尿路造影检查

逆行尿路造影很少用于上尿路结石的初始诊断，属于有创性的检查方法，不作为常规检查手段。

6.放射性核素肾显像检查

放射性核素检查不能直接显示泌尿系统结石，主要用于确定分侧肾功能。提供肾血流灌注、肾功能及尿路梗阻情况等，因此，对手术方案的选择及手术疗效的评价具有一定价值。

四、诊断要点

尿路结石应该与急腹症进行全面鉴别诊断。输尿管结石的诊断应包括：①结石部位数目、大小、形态、成分等；②并发症的诊断；③病因学的评估。通过对病史症状的和体检后发现，具有泌尿系统结石或排石病史，出现右眼或镜下血尿或运动后输尿管绞痛的患者应进一步检查确诊。

五、治疗原则

目前，治疗输尿管结石的主要方法有保守治疗（药物治疗和溶石治疗）、体外冲击波碎石（ESWL）、输尿管镜（URSL）、经皮肾镜碎石术（PCNL）开放及腔镜手术。

（一）保守治疗

1.药物治疗

临床上多数尿路结石需要通过微创的治疗方法将结石粉碎并排出体外，少数比较小的尿路结石，可以选择药物排石。使用的排石药物为 α_1 受体拮抗剂如坦索罗辛等，排石治疗期间应保证有足够的尿量，每天需饮水 2 000～3 000 mL。双氯芬酸钠可以缓解症状并减轻输尿管水肿，有利于排石治疗。钙离子通道拮抗剂及一些中医中药对排石也有一定的效果。

2.溶石治疗

我国在溶石治疗方面处于领先地位。如胱氨酸结石：口服枸橼酸氢钾钠或碳酸氢钠片，以碱化尿液，维持尿液 pH 在 7.0 以上，帮助结石治疗。

3.微创手术

微创手术主要有体外冲击波碎石、经皮肾镜碎石取石术、输尿管肾镜取石术等。

（1）体外冲击波碎石：详见本章肾结石内容。

（2）经皮肾镜碎石取石术：详见本章第一节肾结石内容。

（3）输尿管肾镜取石术（ureteroscope lithotripsy，URL）：与肾结石取石术基本相同但在治疗输尿管上段结石的过程中发现，碎石后石块容易回流至肾盂，导致术后需要再行经皮取石术，所以现在临床通常会采取输尿管镜拦截网固定下采用钬激光碎石技术治疗输尿管上段结石。

（二）开放手术治疗

随着 ESWL 及腔内治疗技术的发展，目前，上尿路结石行开放手术治疗的比例已显著减少，逐渐被腹腔镜手术取代。

六、临床护理

详见本章第一节肾结石的临床护理内容。

参考文献

[1] 李勇，郑思琳.外科护理[M].北京：人民卫生出版社，2019.
[2] 尹玉梅.实用临床常见疾病护理常规[M].青岛：中国海洋大学出版社，2020.
[3] 叶丹.临床护理常用技术与规范[M].上海：上海交通大学出版社，2020.
[4] 王艳.常见病护理实践与操作常规[M].长春：吉林科学技术出版社，2020.
[5] 孙丽博.现代临床护理精要[M].北京：中国纺织出版社，2020.
[6] 周晓丹.现代临床护理与护理管理[M].北京：科学技术文献出版社，2021.
[7] 王丹丹.现代护理学理论与基础医学研究[M].汕头：汕头大学出版社，2020.
[8] 刘玉春，牛晓琳，何兴莉.临床护理技术及管理[M].北京：华龄出版社，2020.
[9] 丁明星，彭兰，姚水洪.基础医学与护理[M].北京：高等教育出版社，2021.
[10] 魏凌.临床护理实践[M].北京：化学工业出版社，2020.
[11] 徐明明.现代护理管理与临床护理实践[M].北京：科学技术文献出版社，2021.
[12] 刘涛.临床常见病护理基础实践[M].哈尔滨：黑龙江科学技术出版社，2020.
[13] 程娟.临床专科护理理论与实践[M].开封：河南大学出版社，2020.
[14] 洪梅.临床护理操作与护理管理[M].哈尔滨：黑龙江科学技术出版社，2021.
[15] 吴欣娟.临床护理常规[M].北京：中国医药科技出版社，2020.
[16] 任潇勤.临床实用护理技术与常见病护理[M].昆明：云南科学技术出版社，2020.
[17] 刘楠楠.内科护理[M].北京：人民卫生出版社，2021.
[18] 王林霞.临床常见病的防治与护理[M].北京：中国纺织出版社，2020.
[19] 张晓霞，于丽丽.外科护理[M].济南：山东人民出版社，2021.
[20] 赵安芝.新编临床护理理论与实践[M].北京：中国纺织出版社，2020.

[21] 万霞.现代专科护理及护理实践[M].开封:河南大学出版社,2020.
[22] 周红梅.实用临床综合护理[M].汕头:汕头大学出版社,2021.
[23] 马秀芬,王婧.内科护理[M].北京:人民卫生出版社,2020.
[24] 曾菲菲,张绍敏.护理技术[M].北京:北京大学医学出版社,2020.
[25] 吴雯婷.实用临床护理技术与护理管理[M].北京:中国纺织出版社,2021.
[26] 雷颖.基础护理技术与专科护理实践[M].开封:河南大学出版社,2020.
[27] 窦超.临床护理规范与护理管理[M].北京:科学技术文献出版社,2020.
[28] 张薇薇.基础护理技术与各科护理实践[M].开封:河南大学出版社,2021.
[29] 陈艳琼.新编专科护理理论与护理实践[M].开封:河南大学出版社,2020.
[30] 屈庆兰.临床常见疾病护理与现代护理管理[M].北京:中国纺织出版社,2020.
[31] 王庆秀.内科临床诊疗及护理技术[M].天津:天津科学技术出版社,2020.
[32] 关再凤,孙永梅.常见疾病护理技术[M].合肥:中国科学技术大学出版社,2021.
[33] 林峰,洪爱蓉.护理伦理与法律法规[M].重庆:重庆大学出版社,2021.
[34] 豆欣蔓.基础护理操作技能[M].兰州:兰州大学出版社,2020.
[35] 王庆秀.内科临床诊疗及护理技术[M].天津:天津科学技术出版社,2020.
[36] 吕扬,贾燕瑞,高凤莉.呼吸内科护理专业化质量管理体系的科学构建与思考[J].中华现代护理杂志,2021,27(3):281-285.
[37] 蔡楠楠,马胜喜,孙利伟,等.医联体模式下呼吸内科专科护士共享在COPD患者延续护理中的应用[J].中华现代护理杂志,2021,27(30):4078-4082.
[38] 姜安丽.我国护理科研发展现状与分析[J].解放军护理杂志,2021,38(10):1-3.
[39] 田娟,王倩,曹燕平,等.消化危重症亚专科护理模式在重症急性胰腺炎患者中的应用效果[J].全科护理,2022,20(4):504-506.
[40] 陈英,祝雪花.情绪释放技术在国内外护理领域应用的研究进展[J].护理管理杂志,2022,22(2):125-128+143.